보습제 ABC

보습제 ABC

발 행 일	2019년 6월 21일 인쇄 2019년 7월 01일 발행
저 자	안성구, 강윤철, 박하나, 홍승필, 안건영, 정준, 천승현, 이진욱, 김보경
표지디자인	안현아
발 행 인	윤주원
발 행 처	정우의학서적
등 록	제 319-2005-4
주 소	06910) 서울 동작구 흑석로 13가길 33
전 화	02-822-1361
팩 스	02-822-1378
이 메 일	ketmowo@hanmail.net
I S B N	979-11-90050-05-0
정 가	35,000원

보습제 ABC

머릿말

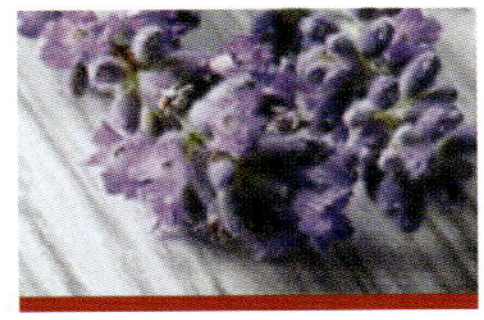

의학 분야의 새로운 가설, 약제 · 치료제 신개발 뿐만 아니라 인공 지능의 접목……… 격변의 시대를 맞이 하고 있습니다. 1995년, 본인 및 이승헌, 김도원 교수가 참여한 피부 장벽 학회 창립 이후에 눈부신 발전을 이룩하였습니다. 2018년, 안건영 박사 및 성분학에 관심이 있는 박하나 원장과 함께 피부 유형 연구회를 발족하였습니다.

미국에서 보습제는 OTC 제품의 외용제 중에서 하이드로코티손(27.6%), 항생제 연고(23.4%)의 뒤를 이어 세번째 매출 규모를 차지합니다(13.4%). 그러므로 보습제는 피부 장벽 · 피부 유형 · 성분학 등의 복합적인 관점에서 연구 및 개발이 필요한 분야입니다.

본 책자는 6장으로 구분하였습니다. 1장은 보습제 정의 · 효능 · 작용 기전, 2장은 성분 · 제형 · 성상 · 피부 유형에 따른 분류, 3장은 다양한 성분에 따른 특성 비교, 4장은 효능 평가 방법, 5장은 사용 방법 · 적응증/부적응증, 6장은 건조증 · 노화 피부 · 아토피 피부염 · 건선 · 여드름 · 주사와 관련된 피부 질환과 보습제에 관한 내용입니다.

집필에 참여한 여러분의 노고에 감사드립니다. 또한 편집에 관여한 윤주원 선생, 원고 정리 및 타이핑에 수고한 피부과 교실원(이한일 전공의)에게 고마움을 표합니다. 향후에 본문 내용을 추가 · 수정 · 보완할 예정입니다.

2019. 6. 15
마북리 은신처에서
대표 저자 안성구

참여 저자(가나다 순)

강윤철 · 김보경 · 박하나
안건영 · 안성구 · 이진욱
정 준 · 천승현 · 홍승필

목차

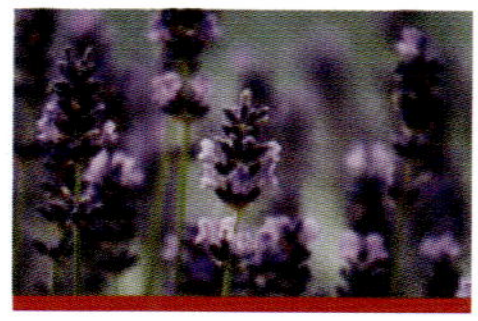

보습제 개요

Introduction of moisturizer **01**

1. 정의

보습제(moisturizer)는 크림이나 로션에 포함된 성분이 피부를 촉촉하게 만드는 제품이다. 과거에는 보습제가 피부의 수분을 보충하는 단순한 개념이었으나, 최근에는 수분 보충 외에 피부 장벽 기능 회복에 집중되고 있다.

보습제란 무엇인가? 국어 사전에 의하면 보습제[補濕劑]는 피부에 촉촉한 기운을 제공하는 제품이다. 보습제는 각질층의 부족한 수분량을 보충하거나, 과도한 경표피 수분 손실을 억제하며, 각질층의 탈락 주기로 교정한다. 미용적으로 부드럽고 매끈하며 촉촉한 피부를 유지하게 하며, 가려움증 등의 피부 증상을 완화시킴으로써 피부 건강을 유지시키는 외용제이다.

보습제는 moisturizer 또는 emollient로 명명하며, 다소 차이가 있으나 동의어로 간주하고 있다(표 1-1). Emollient는 '부드럽고 매끈하게 한다'는 그리스어에서

표 1-1 정의

용어	정의
Moisturizer	Any water-miscible material externally applied that hydrates the skin A product that actively increases water content of skin A product that affects SC already formed A product that is applied to the skin(and not the compounds in that product)-mostly an emulsion, or an active substance such as a lotion, a cream, an ointment or bath oil, with the purpose of rehydration the skin, of regenerating a dry, rough and/or scaly surface due to xerosis, irritation or other cause Compounds imparting water-bearing properties to cream Materials impairing the evaporation of water from the cream application to the skin
Emollient	Softener, occlusive moisturizer that helps hydrate the skin by occluding the surface and conserving water in the SC A material that imparts a smooth, soft feeling to the skin but increases water content passively by occluding the surface Cream containing moisturizer System that smooths the roughened surface of the SC but usually does not show any effect on TEWL unless applied in great quantities Cosmetic ingredient or mixture that helps to maintain the soft, smooth and pliable appearance of the skin

SC, stratum corneum; TEWL, transepidermal water loss

기원하였다. Moisturizer는 Madison가의 상인이 제시한 용어이며, 건조한 피부를 촉촉하게 하고, 수화를 돕는 유화제 형태(emulsion)를 의미한다. 대부분의 보습제는 밀폐 · 유연 · 함습 효능이 있으며, 기제는 유화제를 흔히 사용하므로 moisturizer와 emollient를 엄밀하게 구분하기 어렵다(그림 1-1).

한국 식품의약품 안전처, 미국 FDA 등의 관리 감독 기관의 관점에 의하면 보습제는 약품이 아니며, 약리학적으로 영향을 주는 특정 성분을 포함하지 않아야 한다. 그러나 일부의 보습제 성분은 피부 장벽 기능에 긍정적인 역할을 담당하는 약리 작용이 존재하므로 기능성 화장품 또는 cosmeceutical 영역으로 간주하고 있다. 미국에서 보습제는 over-the-counter 제품의 외용제 중에서 하이드로코티손(27.6%), 항생제 연고(23.4%)의 뒤를 이어 세 번째 매출 규모(13.4%)를 차지하고 있다. 대부분의 의사는 피부 장벽 기능에 이상이 존재하는 질환(아토피 피부염, 피부 건조증, 건선 등)에서 보조 및 유지 치료에 보습제를 권장하고 있다. 1975년, Tree 등은 petrolatum base 연고 자체의 항증식 효과에 의해 건선, 아토피 피부염이 호전된다고 주장하였다. 이후에 아토피 피부염이 존재하는 고위험군 신생아에게 보습제를 도포하면 아토피 피부염 예방에 탁월한 효과가 입증되었다. 수부 습진, 여드름(특히 치료 과정 중의 여드름), 자극성 접촉 피부염 등의 건조 피부를 유발하는 다양한 염증성 질환에서 보습제는 도움이 된다. 그러므로 보습제는 피부 장벽 손상에 의한 민감성 피부 치료에 기본이 된다. 내과 질환(신장 · 간 질환)에 의해 유발되는 가려움증, 건조 피

保湿剤 مرطب مرطوب کننده مرطوب bii'iye crema hidratante
drėkintuvai Feuchtigkeitscreme fugtighedscreme hidratáló
hidratante zvlhčovač hydratačný hydratant idratan kem
dưỡng ẩm kosteusvoide lleithydd mitrinātājs moisturizer
nawilżający nemlendirici Nəmləndirici ovlaživač pelembab
rakakrem vlažilec võie зволожувач крем Овлажнител
увлажняющий чийгшүүлэгч დამატენიანებელი
مرطب קרם לחות מויסטשערייזער मॉइस्चराइजर என்று
கத்தினாள் మాయిశ్చరైజర్ ຄວາມຊຸ່ມ 보습제
保濕製 ที่สะท้อน Da plowshare

그림 1-1
보습제를 의미하는 세계의 언어

부 뿐만 아니라 항암 치료 중에 발생하는 피부 질환에 보습제를 사용한다. 노화 피부는 피부 장벽 기능 손상이 존재하므로 통상적인 피부 관리 방법으로서 보습제를 추천하고 있다.

2. 효능

보습제는 항염증, 항소양, 항유사 분열, 상처 회복 뿐만 아니라 피부 장벽 기능을 증진시키므로 다양한 역할을 나타낸다.

첫째, 피부의 유연성이 증가한다. 건조한 환경에서 각질층의 수분이 저하되면 각질층은 유연성이 소실되므로 내 · 외적 요인에 의해 쉽게 손상된다. 보습제를 손상된 각질층에 도포했을 때 각질층의 탄성률 변화(유연성 및 신전성 상승)는 보습제의 수분 보유 능력에 의존한다. 보습제는 각질층에 수분을 부여하고, 각질층을 유연하게 만든다.

둘째, 장벽 기능을 정상화한다. 건조한 환경에서 각질층의 수분량은 감소하므로 표피 증식이 활발해진다. 그러므로 표피의 턴오버가 항진되어 비정상인 각질화가 발생하며, 각질층의 장벽 기능이 저하한다. 건조한 피부에 적절한 보습제를 도포하면 표피 증식이 정상화된다. 보습제에 의해 각질층의 수분량은 증가하고, 경표피 수분 손실(transepidermal water loss)이 감소하므로 장벽 기능이 상승하고, 피부의 이방성(anisotropy)이 저하되면 피부결이 정돈된다.

셋째, 인설을 억제한다. 교소체(desmosome)를 분해하는 효소[프로테아제(트립신, 키모트립신, 카텝신 D 등)]의 활성이 저하되면 각질층의 탈락이 억제된다. 건조에 의해 각질층 수분량이 감소하면 인설이 증가한다. 따라서 글리세린, 요소 등의 보습제를 도포하면 각질층의 수분량을 높이고 각질층의 박리를 촉진하므로 인설이 감소한다.

넷째, 잔 주름을 감소시킨다. 피부 건조가 지속되면 피부 결이 손상되고 잔 주름이 형성된다. 가을~겨울철에 심해지며, 일과성이다. 그러나 연령과 함께 피부 건조가 만성화되면 주름이 발생한다. 이러한 경우에 주름은 매우 세밀하고 수축된 형태이므로 건조 주름이라고 명명한다. 피부 건조에 의한 주름은 보습제에 효과가 있다. 각질층의 수분량이 증가되어 유연해지면 주름은 얕아지고 감소한다.

다섯째, 피부의 투명감을 상승시킨다. 투명감이 있는 피부는 멜라닌이 감소하며, 피부 결이 정돈되어 있으며, 각질층의 수분량이 적절한 상태이다. 이러한 인자는 피부 내부에서 광선의 확산 반사율을 높이는 작용이 있다. 각질층 수분량이 높아지면 각질층의 굴절률이 저하되며, 내부의 확산 반사율이 증가하므로 피부의 투명감이 상승된다.

여섯째, 항염증 기능이 있다. Glycyrrhetinic acid, palmitoylethanolamine, telmesteine, *Vitis Vinifera*, 세라마이드 등은 cyclooxygenase의 활동을 억제하며, cytokine과 proinflammatory prostanoid 생성을 조절하는 역할에 의해 항염증 효과를 나타낸다.

일곱번째, 항소양 효과가 나타난다. Water-based moisturizer는 수분이 기화될 때 냉각 효과를 유발한다. 멘솔(methol)은 소양증을 감소시킨다.

여덟번째, 항유사 분열 기능이 존재한다. 미네랄 오일(mineral oil)은 저등급의 표피 항유사 분열 작용이 있으므로 표피 분화 능력이 증가된 질환(건선)에 유용하다.

아홉번째, 상처 회복에 관여한다. 히알루론산(hyaluronic acid)은 상처 회복을 촉진시킨다.

대부분의 보습제는 자연 보습 인자에 의한 습윤 또는 밀폐 기능을 제공한다. 세라마이드 등의 각질세포간 지질(intercellular lipids) 성분과 라멜라 구조가 피부 장벽 기능과 피부의 항상성 유지에 매우 중요한 역할을 담당한다. 가장 이상적인 보습제는 자연 보습 인자의 습윤 기능, 밀폐 기능, 각질세포간 지질의 장벽 기능을 강화하며, 라멜라 구조를 효과적으로 복원시키는 제품이다. 최근에 피부 장벽 치료 개념이 소개되고 있다. 보습제가 수분 공급과 유지를 통한 유연성 회복 뿐만 아니라 표피의 지질 대사에 관여하므로 염증과 면역 반응을 조절한다는 개념이다. 보습제는 피부 질환에 따라 피부 상태를 개선시키는 제품을 선택해야 한다.

노인의 건조 피부는 콜레스테롤 외에 자연 보습 인자를 보충하는 목적으로 요소나 pyrrolidone carboxylic acid, lactic acid를 포함한 제품을 사용한다. 아토피 피부염은 세라마이드와 불포화 지방산이 포함된 제품을 사용한다. 보습제는 건조증 및 다양한 피부 질환에서 보습 차원을 넘어 보조 치료 요법(adjunctive therapy)에 사용된다. 염증을 수반하는 아토피 피부염에서 스테로이드 외용제와 함께 보습제를 사용함으로써 효과적인 염증 치료와 더불어 스테로이드의 부작용(피부 위축)과 피부 장벽 손상을 억제할 수 있다. 수부 습진은 피부 장벽의 약화가 수반되므로 적절한 약물 치료와 보습제를 사용하면 효과적인 관리가 가능하다. 여드름은 면포의 모낭벽 장벽 기능이 감소되어 있으므로 부가적인 치료 방법을 선택해야 한다.

이상적인 보습제는 첫째, 발림성이 좋아야 한다. 순응도(compliance)에 영향을 미치는 결정적 요소이기 때문이다. 둘째, 보습력이 장기간 유지되어야 한다. 보습력이 약하여 하루에 여러 번 도포하면 경제적 · 심리적으로 환자에게 부담이 된다. 셋째, 피부 항상성에 필수적인 약산성을 유지하는 것이 중요하다. 그 외에 소양증 억제 기능, 진정 기능이 존재하는 제품이 출시되고 있다.

아토피 피부염, 노인성 건조 피부에 발생한 감염성 병변에 항균 성분을 첨가한다. Niacinamide는 피부의 분화를 조절하며, 항염증 효과를 나타내는 보습제 성분이다. 해바라기씨 기름에 포함된 PPAR alpha activator 활성화 지질 성분은 피부 장벽 기능을 회복시키며, 항염증 기능이 있다. Niacinamide, panthenol, tocopheril acetate는 여드름 치료에 의해 유발되는 retinoid dermatitis를 억제한다. PAR2 저해제를 포함한 보습제는 피부 장벽 기능 회복, 항염증 기능, 항소양 기능 등의 다양한 기전이 있으므로 아토피 피부염, 노인성 건조피부, 말기 신부전증, 건선 등의 보조 치료제로 사용할수 있다. Glycyrrhetinic acid는 내인성 스테로이드의 분해를 억제하여 스테로이드의 사용량을 줄이면서 피부 염증 반응을 완화시킨다. 피부 장벽 기능의 심층적 이해, 다양한 피부 질환에서 피부 장벽 손상 기전을 규명함으로써 보습제는 발전하고 있다. 스테로이드 면역조절제의 공포심 또는 거부감을 갖는 환자의 보조 치료에 이용한다(표 1-2).

표 1-2
보습제 개념

1. 일반적인 보습제
· 밀폐제, 습윤제, 유연제
2. 기능성 보습제 = 일반 보습제 + 기타 성분
피부 장벽 강화용 성분(피부 장벽 회복 촉진/피부 선천 면역 증가) · 세라마이드 · 생리적 지질 혼합물 · Nuclear hormone receptor agonists · Serine protease inhibitor, PAR2 inhibitor · Glucocorticoid receptor inhibitor · 표피 칼슘 이온 농도 조절 · 저용량 자외선 조사 · Vitamin D · Acidic pH · 11β-HSD1 inhibitor

3. 작용 기전

보습제의 작용 부위는 피부의 각질층이다. 각질층은 생체 내부의 수분이 외부로 빠져나가는 현상을 억제하고, 외부의 이물질 침입을 억제하는 표피 투과 장벽(epidermal permeability barrier) 기능을 수행하는 기관이다. 표피 투과 장벽 기능이 손상되면서 각질층의 수분 함유량이 감소하면 각질층의 수분 활성(water activity)이 억제되며, 단백질 분해효소(protease)의 활성이 낮아진다. 또한 교소체의 정상적인 분해 과정[인설 반응(desquamation process)]이 저해되어 피부가 거칠어지면서 건조증이 나타난다. 피부 건조증은 피부 장벽 기능 장애가 동반되므로 소양증, 염증, 상처 발생과 함께 피부 노화, 색소 침착 등의 다양한 증상을 유발한다. 보습제 성분은 각질층 수분을 유지하는 기전과 연관된다. 피부 장벽 개념에서 각질층은 "brick and mortar" 구조로 이루어져 있다. 각질형성세포(keratinocyte)의 최종 분화(terminal differentiation)에 의한 각질세포(corneocyte)는 벽돌(brick) 기능을 수행한다. 최종 분화 과정에서 생성되는 세포 내부의 다양한 단백질과 아미노산은 수분과 결합함으로써 각질층 수분을 유지한다. 각질세포간 지질(stratum corneum intercellular lipids)은 다중 층상 구조(lamellar structure)에 의해 수분 이동을 억제한다. 구조적 · 기능적 특성에 근거하여 보습제 성분을 분류하면 천연 보습 인자(natural moisturizing factor, NMF)의 함습제(humectant), 바세린(petrolatum)을 포함하는 다양한 지질 또는 오일 성분의 밀폐제(occlusive agent) 및 각질세포 사이의 공간을 채워서 피부를 부드럽게 하고 지질과 수분의 함량을 증진시키는 유연제(emollient)로 구분한다. 보습제에서 가장 많이 사용되는 성분은 수분이다. 보습제는 피부에 수분을 공급하면서, 수분을 각질층으로 유입하고 유지시키는 제품이다(표 1-3).

보습제는 기능적 특징 이외에 화장품이라는 점에서 성상 또는 사용감을 증진하기 위해 유화제(emulsifier), 향, 방부 성분, 항소양증 · 항염증 · 항산화제 및 생리활성 성분이 활용되고 있다. 다양한 작용 기전에 의해 손상된 피부 장벽 기능 회복, 수분 유지, 각질 탈락 조절에 의해 매끄럽고 촉촉한 피부를 유도한다.

보습제는 건조한 피부 상태를 개선시킨다. 건조 피부의 병인은 명확하게 규명되지 않았으나, 장벽 기능을 수행하는 각질층의 손상이 가장 중요한 원인으로 간주하고 있다. 표피의 깊이에 따른 수분 함유량을 측정한 결과에 의하면 기저층~유극층의 수분 함유량은 체내 세포 조직의 수분 함유량과 유사하다. 그러나 과립층~각질층으로 이행하는 부위에서 수분 함유량은 급격히 감소한다. 따라

표 1-3
보습제 성분에 의한 구분

	연화제(emollient)	함습제(humectant)	밀폐제(occlusives)
작용 기전	다양한 길이의 탄화수소(포화, 불포화)가 피부 장벽 기능을 개선	각질층에서 수분을 끌어당김, 수분을 함유한 다른 물질과 혼합하여 사용	오일과 왁스로 구성, 피부로부터 수분의 기화를 물리적으로 억제
적응증	피부 관리, 건조하고 거친 피부, 구진 인설성 질환	건조증, 어린선	접촉 피부염, 건조증, 아토피 피부염 예방
부작용	접촉 및 자극(매우 드뭄)	자극(lactic acid, urea)	모낭염(mineral oil), 접촉 피부염(lanolin), 여드름양 발진
물질	Fatty acids, fatty alcohols, cholesterol, squalene, pseudoceramides	Urea, sorbitol, panthenol, glycerol, propylene glycol, hyaluronic acid, alpha hydroxy acids	Mineral oil, petroleum jelly, beeswax, silicones, zinc oxide

서 각질층의 수분 함유량은 매우 낮다. 정상적인 피부에서 각질층의 수분 함유량은 전체 무게에 대한 부피의 약 12~15%를 차지한다. 건조 피부는 수화 비율이 10% 미만으로 감소되어 있는 상태이다.

적절한 수분이 각질층에서 유지하려면 표피 분화 과정의 대사 산물(자연 보습 인자, 피지, 각질세포간 지질), 각질층 탈락이 중요한 인자이다. 이러한 요소의 균형이 깨지거나 결핍되면 피부 건조증이 유발된다.

첫째, 표피의 정상적인 분화에 의해 발현되는 단백질 대사 과정에 문제가 발생하면 각질층의 수분 유지가 되지 않으므로 건조 피부가 유발된다. 표피의 분화 과정에서 생성되는 profilaggrin은 filaggrin으로 전환된다. 분화의 최종 단계에서 분해되어 친수성의 아미노산을 생성하거나, 내인성 물질(lactate, pyrrolidone carboxylic acid, urea, sugar 등)의 자연 보습 인자(natural moisturizing factor)를 형성한다. 자연 보습 인자는 건조한 환경에서 피부 장벽을 유지하고, 외부의 자극으로부터 보호하는 역할을 하며, 각질층의 유연성에 영향을 준다. 아토피 피부염과 건조 피부는 정상 피부에 비해 자연 보습 인자가 감소되어 있다. 노화 피부에서 각질층의 수분 상태와 자연 보습 인자의 상관 관계가 규명되었다.

둘째, 표피 지질의 생합성 저하 및 구조적인 변성, 비정상적인 지질 분포는 피부의 건조증을 초래한다. 전자현미경을 이용한 연구에 의하면, 각질층에 존재하는 지질의 층상 구조(lamella structure)의 변성 혹은 파괴, 지질막의 극성 배열의 짜임새에 따른 형태적 차이(hexagonal vs. orthorhombic)는 각질층의 수분 소실에 관여한다. 아토피 피부염의 건조한 피부 병변에서 표피 지질의 대부분을 차지하는 세라마이드 함량이 감소되어 있다. 필수 지방산이 결핍된 식이를 장기간 섭취한 동물의 피부는 장벽 기능이 손상된다. 그러므로 표피에서 단백질과 지질의 비정상적인 상태는 자연 보습 인자의 형성에 영향을 주며, 변형된 지질막을 통해 수분이 소실되므로 장벽 기능을 저해하는 일차적인 요인이다.

셋째, 수분이 각질층에서 적절하게 머물지 못하거나 비정상적으로 소실되면 피부 보습의 균형은 손상된다. 수분의 역할은 각질층의 유연성과 함께 원활한 각질층의 탈락 과정에 관여한다. 수분과 pH에 의해 매개되는 단백 분해 효소(proteases)가 중요한 역할을 담당한다. 단백 분해 효소의 활성에 중요한 pH는 적절한 수분 함량에 의해 유지된다. 정상 각질층의 산성도는 약 5.0~5.5이다. 유극층에서 과립층을 거쳐 각질층으로 이환되는 부위의 pH는 생리적 수준(7.2~7.4)에 비하여 급격하게 낮아진다. 각질층의 낮은 pH는 피부 표면의 세균 증식을 억제할 뿐만 아니라 단백 분해 효소의 활성을 유지하게 한다. 정상 피부에서 적절한 양의 수분은 단백질, 지질의 상호 작용에 의한 장벽 기능의 항상성 유지에 중요한 역할을 한다. 이러한 관점에서 보습제는 피부의 부족한 수분을 보충하는 단순한 개념 외에 정상적인 장벽 기능을 유지하거나 강화시킨다.

4. 역사

화장의 역사는 인류의 기원과 함께 시작되었다. 제사 등의 종교적 행사, 사냥 또는 전투에서 몸을 숨기거나, 적을 위협하기 위해 몸에 색칠하는 색조 화장으로 발전하였다. 기원전 3000년경, 이집트 타니스(Tanis) 왕조 시대의 무덤에서 화장품과 연고가 발견되었다. 기원전 1,000년부터 고대 이집트인은 피부 · 가발을 깨끗하게 하고, 향이 첨가된 오일과 연고를 몸에 사용하였다는 기록이 양피지에 남아있다. 이집트 클레오파트라는 당나귀 젖, 올리브 오일, 아몬드 오일, 참 기름을 이용한 보습제를 사용하였다. 이집트인은 이집트산 백리향(thyme), 오리가넘(origanum) 오일, 발라노스(balanites) 오일을 아라비아에서 유입된 몰약 · 유향 · 감송이와 혼합하여 사용하였다. Moringa oleifera(horseradish tree, ben oil tree, 또는 drumstick tree로 알려짐)의 씨를 압착한 고추냉이 기름(ben oil)과 수지몰(resinous myrrh)을 섞은 보습제를 사용하였다. 이후에 고편도 기름(oil of bitter almonds), 올리브 오일, 소두구(cardamom), 꿀과 와인을 혼합한 형태로 발전하였다.

보습제 성분은 지역적으로 다양하지만, 초기의 식물 성분 대신에 피부를 유연하고 부드럽게 만드는 동물성 지방을 이용하였다. 아메리카 원주민은 도살한 짐승의 지방을 몸에 발라 체온을 유지하였고, 미용 목적으로 보습제를 사용하였다. 라틴 아메리카 여인은 아보카도(avocado)를 이용한 보습제를 콜럼버스가 도착하기 이전에 사용하였다. 브라질 · 아프리카 원주민은 야자 오일(palm oil)을 보습제로 사용하였다. 이라크 지방의 수메르인은 식물 기름, 동물 지방, 광물 성분을 와인과 나무 기름을 섞어서 몸에 도포하였다.

고대 그리스인은 전통적으로 올리브 오일을 사용하였다. 호머(Homer)의 시에 헤라(Hera) 여신이 제우스를 유혹하기 위해 향이 있는 올리브 기름을 사용하였다고 표현하였다. 고대 올림픽 출전 선수는 올리브 오일을 바르고 경기에 참여하였다. 고대 그리스 여인은 얼굴 노화를 방지하기 위해 빵과 우유를 취침 전에 도포하였고, 히포크라테스는 얼굴에 꿀을 바르면 젊고 쾌활한 얼굴을 보장한다고 언급하였다.

로마 의사 갈렌(Galen)은 cold cream을 기원전 200년에 개발하였다. 녹인 벌집에 장미유와 물을 첨가하여 제조하였다. 로마인은 피부 관리에 다양한 종류의 팩 제품을 사용하였는데, 네로(Nero)의 두 번째 부인 포페아(Poppea)가 사용한 팩이 유명하였다. 호밀 가루에 마편초(verbena officinalis) 잎 · 벌꿀 · 지방을 섞고 암 당나귀 젖을 부어 만든 페이스트를 저녁에 발랐으며, 다음 날 아침에 당나귀 젖으로 제거하였다. 매끄럽고 흰 피부를 유지하였으므로 흔히 사용되었다. 로마 시인 오비디우스(Ovidius)는 쌀보리와 누에 콩에 달걀을 섞어 건조시킨 후에 녹용, 수선화 뿌리, 밀가루 벌꿀을 혼합한 페이스트를 소개하였다. 로마 정치가 및 학자 플리니우스(Plinius)의 저서(박물지)에 의하면 나귀의 젖은 얼굴 주름을 없애고, 하얀 살결을 유지한다고 언급하였다. 아스트리젠트 및 냉각제로서 양귀비를 사용하였고, 색소 침착을 완화하기 위하여 각종 콩류와 수선화 근 등을 추천하였다고 기록하였다. 화장료는 버터로 조리한 콩으로 만든 퍼프제가 일반적으로 사용되었다. 그러나 악취 때문에 귀부인은 감송(spikenard) 또는 장미 잎을 태운 재료로 제조한 화장료를 선호했다. 양털에서 추출한 기름(lanolin)으로 만든 '오이스포스' 라는 화장료가 인기있었다. 고대 로마인은 다양한 동식물 재료를 활용하였다(Kor J Aesthet Cosmetol, Vol. 10, 7-14, 2012 , 고대 로마와 신라 미용 문화의 비교. 정선희 수원여자대학교 미용예술학과).

로마 시대의 보습제는 현재와 비교하여 차이가 없다는 연구가 2004년 Nature

지에 게재되었다. 런던에서 발견된 단지의 뚜껑에 남아있는 2세기의 하얀 크림을 Bristol 대학의 화학자(Richard Evershed)와 그의 동료가 분석하였다. 구성 성분은 정제된 동물 지방, 녹말, zinc oxide이었다. 성경에 올리브 오일 및 연관된 종에서 추출한 로션을 사용한 기록이 있다. 비잔틴의 기록에 의하면 알로에, 몰약(myrrh), 계란 노른자로 제조된 보습제를 사용한 후에 와인과 계란 노른자, 뜨거운 장미유를 혼합한 물질을 이용하여 제거하였다. 이후에 화장품은 유럽에서 지속적으로 발전하였으나, 십자군에 의해 동양의 새로운 화장품이 유입되었다. 중세 유럽인은 양털에서 추출한 lanolin을 이용하였다. 현재에도 흔히 사용하는 성분이다.

가내 수공업 방식의 보습제는 산업 혁명(1800년대) 이후에 petroleum jelly, mineral oil과 같은 원료가 대량 생산되었다. 1800년대 후반에 라놀린, 양이나 다른 wooly substance에서 왁스 성분을 대량 추출하는 기술이 개발되었으므로 보습제의 발전은 가속화되었다. 1872년, 바세린(vasenline)이 소개되었고, 현재까지 140년 이상 대표적인 보습제로 자리매김하고 있다. 1900년도 초반에 지역 시장을 거쳐 전국적인 규모로 판매되었다. 미국 메인 주의 포틀랜드 약국에서 시작되었다. 1872년에 제조한 Hinds Honey and Almond cream이 대표적인 예이다. TV가 발명된 1930년대에 광고에 의한 대규모 판매가 이루어졌다.

1930년대 이후에 피부의 구조 · 기능 등에 관한 연구가 시작되었으며, 병태생리학적 기전이 규명되었다. 1970년대에 미국(UCSF 의대) 피부과 의사 Elias 교

◈ 참고 ◈

한국 화장 문화사에 의하면 고대 한국의 화장품은 피부용 제품, 모발용 제품, 방향 제품의 세 종류가 존재하였다. 보습제는 피부용 제품에 해당하며, 가장 오래된 보습제의 기록은 후한서(後漢書)에 기술되었다. 고조선 읍루인(한반도 북동 지역에 거주)은 돼지 기름을 몸에 발라 추위와 햇볕에 타는 현상을 막았다. 돼지 기름이 방한 및 자외선 차단제 역할을 담당하였다. 피부의 부드러움과 동상 예방의 효과가 높기 때문에 AD 200년경 로마 의사 갈렌이 제조한 콜드 크림의 원형은 돼지 기름을 가공한 형태이다. 돼지 기름은 피부에 연화 작용을 나타내므로 유럽에서 크림 원료로 활용하였다. 2017년에 개봉된 영화(남한산성)에서 동상 예방을 위해 돼지 기름을 바르는 병사를 볼 수 있다! 보습에 관한 옛 책자를 소개한다. 규합총서(조선)의 면지법(面脂法)에 의하면 '겨울에 얼굴 피부가 거칠고 갈라질 때에 달걀 세개를 얼굴에 바르면 트지 않을 뿐만 아니라 피부에 윤기가 생기며 옥 같아진다.' 라고 기술하였다. 산림경제, 동의보감에 의하면 돼지 족발을 이용하여 얼굴에 도포하였고, 꿀이 피부를 깨끗하고 매끄럽게 한다는 기록이 있다.

수는 피부 장벽 개념을 소개하였고, 이후에 보습과 관련된 이론을 발표하였다. 피부 장벽과 연관된 보습 기전이 규명되므로써 다양한 보습제가 개발되고 있다. 동물성 지방, 식물성 기름(코코넛 오일, 팜 오일 등) 및 petroleum jelly, 광물성 미네랄, 실리콘 오일 등의 다양한 기제를 이용한 보습제 뿐만 아니라 retinol, alpha & beta hydroxy acids, 비타민 등의 항노화 및 항산화 성분을 추가하고 있다(표 1-4). 보습제의 단순한 목적 뿐만 아니라 다양한 기능성 보습제가 시판되고 있다(역사 관련 내용은 참고 문헌 59를 보완 · 추가 · 수정함).

표 1-4 보습제 변천사

고대 이후	1950년대 이후	현재	미래
전통적인 성분을 이용한 밀폐제 성분	각질층의 수분을 증가시키는 자연 보습 인자 도입	생리학적 지질 복합체 기술을 이용한 피부 장벽 회복	생리활성 기능성 보습제
동물성, 광물성, 식물성 기름 (라놀린, 바세린 등)	과일산, 글리세린 등의 다양한 보습 인자	세라마이드, 자유 지방산, 콜레스테롤 중심의 생리학적 지질 복합체 성분	소양증 해소, 미백, 주름 개선 등의 생리활성 기능이 있는 보습 성분 개발

참고 문헌

1. Draelos ZD. Modern moisturizer myths, misconceptions and truths. Cutis 2013;91:308-314.
2. Loden M. Effect of moisturizers on epidermal barrier function. Clin Dermatol 2012;30:286-296.
3. Evershed RP, Berstan R, Grew F, et al. Archaeology: formulation of a Roman cosmetic. Nature 2004;432:35-36.
4. Park BD, Youm JK, Jeong SK, Choi EH, Ahn SK, Lee SH. The characterization of molecular organization of multilamellar emulsions containing pseudoceramide and type Ⅲ synthetic ceramide. J Invest Dermatol 2003;121:794-801.
5. Wolf R, Parish LC. Barrier-repair prescription moisturizers; do we really need them? Facts and controversies. Clin Dermatol 2013;31:787-791.
6. Chamlin SL, Kao J, Frieden IJ, et al. Ceramide-dominant barrier repair lipids alleviate childhood atopic dermatitis: changes in barrier function provide a sensitive indicator of disease activity. J Am Acad Dermatol 2002;47:198-208.
7. Rawlings AV, Harding CR, Watkinson A, Scott IR. Dry and xerotic skin conditions. In: Leyden JJ, Rawlings AV, eds. Skin moisturization. New York, NY: Marcer Dekker, Inc., 2002:119-143.
8. Lebwohl M, Herrmann LG. Impaired skin barrier function in dermatologic disease and repair with moisturization. Cutis 2005;76(S):7-12.
9. Buraczewska I, Berne B, Lindberg M, Torma H, Loden M. Changes in skin barrier function following

long-term treatment with moisturizers, a randomized controlled trial. Br J Dermatol 2007;156:492-498.

10. Draelos ZD. Therapeutic moisturizers. Dermatol Clin 2000;18:597-607.
11. Rawlings AV, Canestrari DA, Dobkowski B. Moisturizer technology versus clinical performance. Dermatol Ther 2004;17(S):49-56.
12. Simpson E, Bohling A, Bielfeldt S, Bosc C, Kerrouche N. Improvement of skin barrier function in atopic dermatitis patients with a new moisturizer containing a ceramide precursor. J Dermatol Treat 2013; 24:122-125.
13. Lawton S. Practical issues for emollient therapy in dry and itchy skin. Br J Nurs 2009;18:978-984
14. Al Aboud KM, Khachemoune A. Vaseline: a historical perspective. Dermatol Nurs 2009;21:143-144
15. Rawlings AV, Scott IR, Harding CR et al. Stratum corneum moisturization at the molecular level. J Invest Dermatol 1994;103:731-741.
16. Meckfessel MH, Brandt S. The structure, function, and importance of ceramides in skin and their use as therapeutic agents in skin-care products. J Am Acad Dermatol 2014;71:177-184
17. Flynn TC, Petros J, Clark RE, Viehman GE. Dry skin and moisturizers. Clin Dermatol 2001;19:387-392
18. Potts RO, Mak VH, Guy RH, Francoeur ML. Strategies to enhance permeability via stratum corneum lipid pathways. Adv Lipid Res 1991;24:173-210
19. Gray Gm, White RJ, Williams RH, Yardley HJ. Lipid composition of the superficial stratum corneum cells of the epidermis. Br J Dermatol 1982;106:59-63
20. Rogiers V. EEMCO guidance for the assessment of transepidermal water loss in cosmetic sciences. Skin Pharmacol Appl Skin Physiol 2001;14:117-128
21. Rawlings AV, Harding CR. Moisturization and skin barrier function. Dermatol Ther 2004;17(S):43-48.
22. Fartasch M, Bassukas ID, Diepgen TL. Disturbed extruding mechanism of lamellar bodies in dry non-eczematous skin of atopics. Br J Dermatol 1992;127:221-227
23. Nakagawa N, Sakai S, Matsumoto M, et al. Relationship between NMF(lactate and potassium) content and the physical properties of the stratum corneum in healthy subjects. J Invest Dermatol 2004;122:755-763
24. Elias PM. An appropriate response to the black-box warning: corrective, barrier repair therapy in atopic dermatitis. Clin Med Dermatol 2009;2:1-3
25. Howell MD, Kim BE, Gao P, et al. Cytokine modulation of atopic dermatitis filaggrin skin expression. J Allergy Clin Immunol 2007;120:150-155
26. Feingold KR, Mao-Qiang M, Menon GK, Cho SS, Brown BE, Elias PM. Cholesterol synthesis is required for cutaneous barrier function in mice. J Clin Invest 1990;86:1738-1745
27. Fartasch M, Teal J, Menon GK. Mode of action of glycolic acid on human stratum corneum; ultrastructural and functional evaluation of the epidermal barrier. Arch Dermatol Res 1997;289:404-409
28. Menon GK, Feingold KR, Elias PM. The lamellar secretory response to barrier disruption. J Invest Dermatol 1992;98:279-289
29. Proksch E, Holleran WM, Menon GK, Elias PM, Feingold KR. Barrier function regulates epidermal lipid and DNA synthesis. Br J Dermatol 1993;128:473-482

30. Holleran WM, Feingold KR, Man M-Q, Gao WN, Lee JM, Elias PM. Regulation of epidermal sphingolipid synthesis by permeability barrier function. J Lipid Res 1991;32:1151-1158
31. Holleran WM, Mao-Qiang M, Gao WN, Menon GK, Elias PM, Feingold KR. Sphingolipids are required for mammalian barrier function: Inhibition of sphingolipid synthesis delays barrier recovery after acute perturbation. J Clin Invest 1991;88:1338-1345
32. Proksch E, Brandner JM, Jensen JM. The skin: an indispensable barrier. Exp Dermatol 2008;17:1063-1172
33. Elias PM, Steinhoff M. "Outside-to-inside"(and now back to "outside") pathogenic mechanisms in atopic dermatitis. J Invest Dermatol 2008;128:1067-1070
34. Stachowitz S, Alessandrini F, Abeck D, Ring J, Behrendt H. Permeability barrier disruption increases the level of serine palmitoyltransferase in human epidermis. J Invest Dermatol 2002;119:1048-1052
35. Mao-Qiang M, Elias PM, Feingold KR. Fatty acids are required for epidermal permeability barrier homeostasis. J Clin Invest 1993;92:791-798.
36. Elias PM. Lipid and the epidermal permeability barrier. Arch Dermatol Res 1981;27:95-117.
37. Zettersten EM, Ghadially R, Feingold KR, et al. Optimal ratios of topical stratum corneum lipids improve barrier recovery in chronologically aged skin. J Am Acad Dermatol 1997;37:403-408.
38. Sasaki Y, Tadaki T, Tagami H. The effects of a topical application of urea cream on the function of pathological stratum corneum. Acta Dermatol Kyoto 1989;84:581-586.
39. Purnamawati S, Indrastuti N, Danarti R, Saefudin T. The role of moisturizers in addressing various kinds of dermatitis: A review. Clin Med Res 2017;15:75-87.
40. Loden M. The clinical benefit of moisturizers. J Eur Acad Dermatol Venereol 2005;19:672-688.
41. Elias PM, Holleran WM, Menon GK, et al. Normal mechanisms and pathophysiology of epidermal permeability barrier homeostasis. Curr Opin Dermatol 1993;231-237.
42. Draelos ZD. The science behind skin care: Moisturizers. J Cosmet Dermatol 2018;17:138-144.
43. Ramsing DW, Agner T. Preventive and therapeutic effects of a moisturizer. An experimental study of human skin. Acta Derm Venereol 1997;77:335-337.
44. Nolan K, Marmur E. Moisturizers: reality and the skin benefits. Dermatol Ther 2012;25:229-233.
45. Kraft JN, Lynde CW. Moisturizers: what they are and a practical approach to product selection. Skin Therapy Lett 2005;10:1-8.
46. Lynde CW, Andriessen A, Barankin B, et al. Moisturizers and ceramide-containing moisturizers may offer concomitant therapy with benefits. J Clin Aesthet Dermatol 2014;7:18-26.
47. Kim HJ, Park HJ, Yun JN, Jeong SK, Ahn SK, Lee SH. Pseudoceramide-containing physiological lipid mixture reduces adverse effects of topical steroids. Allergy Asthma Immunol Res 2011;3:96-102.
48. Feingold KR, Elias PM. Role of lipids in the formation and maintenance of the cutaneous permeability barrier. Biochim Biophys Acta 2014;1841:280-294.
49. Mao-Qiang M, Brown BE, Wu-Pong S, Feingold KR, Elias PM. Exogenous nonphysiologic vs physiologic lipids. Divergent mechanisms for correction of permeability barrier dysfunction. Arch Dermatol 1995;131:809-816.
50. Nicol NH. Use of moisturizers in dermatologic disease: the role of healthcare providers in optimizing treatment outcomes. Cutis 2005;76(S):26-31.
51. Simpson EL, Chalmers JR, Hanifin JM, et al. Emollient enhancement of the skin barrier from birth

offers effective atopic dermatitis prevention. J Allergy Clin Immunol 2014;134:818-823.
52. Chularojanamontri L, Tuchinda P, Kulthanan K, Pongparit K. Moisturizers for acne: What are their constituents? J Clin Aesthet Dermatol 2014;7:36-44.
53. Del Rosso JQ. The role of skin care as an integral component in the management of acne vulgaris: part 1: the importance of cleanser and moisturizer ingredients, design, and product selection. J Clin Aesthet Dermatol 2013;6:19-27.
54. Hoath SB, Narendran V. Adhesives and emollients in the preterm infant. Semin Neonatol 2000;5:289-296.
55. Voegeli D. The role of emollients in the care of patients with dry skin. Nurs Stand 2007;22:62-68.
56. Moncrieff G, Cork M, Lawton S, Kokiet S, Daly C, Clark C. Use of emollients in dry-skin conditions: consensus statement. Clin Exp Dermatol 2013;38:231-238.
57. Reuter J, Huyke C, Scheuvens H, Ploch M, Neumann K, Jakob T, Schempp CM. Skin tolerance of a new bath oil containing St. John's wort extract. Skin Pharmacol Physiol 2008;21:306-311.
58. Hoffman L, Subramanyan K, Johnson AW, Tharp MD. Benefits of an emollient body wash for patients with chronic winter dry skin. Dermatol Ther 2008;21:416-421.
59. 김현정, 안성구. 보습제 정의, 역사, 구분. 한국피부장벽학회지 2014;16:36-46.

분류

Classification

02

보습제는 도포 방법 · 부위, 성분, 제형, 피부 유형, 질환 등에 의해 구분된다. 피부의 수분을 유지하기 위해서 밀폐제 성분과 함습제 성분을 동시에 사용하며, 심미적인 특징과 활성 성분의 안정화를 유지하기 위해서 유화제의 첨가가 필수적이다. 보습제의 기능을 최대화하기 위해서 다양한 제형이 이용된다. 가장 많이 사용되는 형태는 emulsion 형태의 로션과 크림 제형이다. 복잡한 제형[oil in water in oil, oleaginous mixture, serum, gel, spray, milk 등]은 유화액을 기반으로 활성 성분의 전달을 극대화하거나 구조적인 안정성을 유지하기 위해 개발되었다. 제형의 선택은 피부 유형(건성, 지성, 민감성 등)에 의하며, 도포 부위에 따라 차이가 있다. 또한 질환의 종류에 따라서 제형을 선택해야 한다. 보습제의 가장 중요한 점은 규칙적으로 사용해야 한다. 소비자 및 임상 의사의 제형에 대한 이해는 보습제 선택에 필수적이다. 소비자의 만족도를 높이기 위한 성분과 특수한 제형에 대해 끊임없이 연구하고 있다.

1. 성분에 의한 분류

보습제의 작용 기전과 밀접한 관계가 있다.

1) 밀폐제 Occlusive agent

밀폐제는 피부 표면에 수분 증기 밀폐막(유막)을 형성함으로써 수분 손실을 억제한다. 다양한 종류의 식물, 동물, 광물성 오일이 사용되고 있다. 5% 이상의 petrolatum은 가장 높은 밀폐력이 있다(98% 이상 TEWL 감소). 올리브 오일과 비교하면 170배의 수분 손실 억제 능력이 있다. 라놀린, 미네랄 오일, dimethicone은 TEWL을 20~30% 억제한다. 식물성 오일, lecithin과 같은 인지질도 밀폐 기능을 나타낸다(표 2-1, 2).

Petrolatum은 석유에서 추출한 탄화수소 혼합물(hydrocarbon mixture)이며, 경표피 수분 손실(transepidermal water loss: TEWL)을 낮추고, 각질층 내 수분 함

량을 증가시키므로 가장 뛰어난 보습 원료이다. 가장 오래 사용된 성분이며, 밀폐 기능 외에 손상된 지질 층 사이를 메우는 유연제 기능이 있다. Petrolatum은 알레르기 유발 가능성이 매우 낮고, 면포를 형성 하지 않는 등의 장점이 있다. 그러나 무거운 사용감과 함께 번들거림 등이 나타나는 단점이 있다. 가격이 저렴하지만, 노인 피부(발바닥)에 도포할 경우 넘어질수 있으므로 주의해야 한다. 실리콘 오일에 속하는 dimethicone은 이러한 단점이 보완된 밀폐제이다. 건조하고 가벼운 사용감을 나타내면서 알레르기를 유발하는 가능성이 매우 낮고, 면포를 유발하지 않는 등의 장점이 있다. 그러나 dimethicone은 수분 증기에 대한 투과도가 높아 경표피 수분 손실을 감소시키는 면에서 효과가 낮다. 약한 보습력이 있어도 무관한 기초 화장품, 자외선 차단제 등의 제품에서 보습 성분으로 사용되고 있다. 라놀린은 양의 피지샘에서 분비되며, ester, diester, hydroxyester of high molecular weight, lanolin alcohol, lanolin acid의 복합적인 성분이다. 사람의 피지샘과 다르게 라놀린은 중성 지방(triglyceride)이 없다.

밀폐제의 단점은 기분 나쁜 냄새, 잠재적인 알레르기 유발원, 기름진 느낌, 체온에 의해 유막의 지속력이 감소한다.

표 2-1
밀폐제 성분

성분	종류
Hydrocarbons	Petroleum jelly, paraffin, mineral oil, squalene, caprylic/capric triglyceride
Fatty acids	Stearic acid, lanolin acid
Fatty alcohols	Lanolin, cetyl alcohol, stearyl alcohol
Phospholipids	Lecithin
Polyhydric alcohols	Polyhydric alcohols
Sterols	Cholesterol
Vegetable waxes	Candelilla, carnauba
Wax esters	Beeswax, lanolin, stearyl stearate

표 2-2
수분 폐쇄 기능

종류	물질명	수분 폐쇄 기능(occlusivity) [(H_2Omg/㎠/hr)$^{-1}$, g^{-1}]
탄화수소	바세린	93.8
	유동 파라핀(미네랄 오일)등	86.0
밀랍(왁스)	호호바유	29.0
트리글리세라이드	올리브유	18.0

2) 함습제(습윤제) Humectants

함습제는 수분과 결합하는 성분을 이용하여 각질층의 수분 함량을 증가시키는 기능이 있다. 대부분은 분자량이 작지만, polymer · 히알루론산은 분자량이 크다. 2종류의 함습 기전이 있다. 진피의 수분을 표피로 끌어 당기거나, 70% 이상의 외부 습도에서 외부의 수분을 흡수한다. 일반적인 보습제에 많은 양의 물이 포함되어 있다. 함습제가 함유된 보습제는 피부 도포[물리적인 문지름(rubbing)]에 의한 상 변화(phase tansition)와 수분 증발 과정에 의해 제형에 존재하는 수분을 급격히 손실하게 되고, 함습제와 결합된 수분까지 손실된다. 함습제는 외부 수분이 아닌 피부의 수분과 결합하면서 피부 수분을 감소시킨다. 함습제 효능을 높이기 위해 밀폐제 또는 유연제 등을 혼합해야 한다.

흔히 사용되고 있는 함습제 성분은 글리세린(glycerin), 솔비톨(sorbitol) 등을 포함하는 당류(sugars), 젖산(lactic acid) 및 과일산(glycolic acid)을 포함하는 AHA(alpha-hydroxy acid), urea 등이 있다. 각질층 내에서 함습제 역할을 담당하는 주요 성분은 natural moisturizing factor(NMF)이며, sodium pyrrolidone carboxylic acid(PCA) 등도 함습제에 해당한다, 자연 함습 인자는 외부로부터 피부를 보호하는 plasticity에 의해 각질세포 탈락에 필요한 효소 활동을 극대화한다. 또한 피부 장벽 기능의 항상성 유지에 중요한 역할을 한다. 자연 보습 인자에 의한 보습 기능 강화는 함습제 기반 보습제의 주 역할이다. 다양한 함습 성분이 동일한 상대 습도(58~60%) 조건에서 함습제 한 분자가 결합할 수 있는 수분 분자를 소개한다. Sodium lactate 분자는 약 66개의 수분 분자와 결합한다. 글리세린은 약 35~38개, 솔비톨은 약 10개 정도의 수분 분자와 결합한다. Sodium-PCA 분자는 약 61~63개의 수분 분자와 결합하며, PCA 분자의 경우 1개 미만의 물 분자와 결합한다. 그러므로 이온화 형태에 따라 함습제의 효능에 차이가 있다. 함습제는 물 분자와 수소 결합(hydrogen bond)하는 hydroxy group 또는 amine group 등을 포함한 물질이며, 각질층 내로 침투할 수 있는 분자량(약 200~500)을 지닌 제제이다(표 2-3).

이러한 화학 구조적인 특징이 존재하지만, 농도에 따라서 보습 효과가 없거나, 보습 효과 외의 다른 생리활성이 나타나는 경우도 있다. Urea는 일정 농도 이상에서 각질 박리를 유도하는 효과가 있으며, AHA의 경우도 각질 세포 탈락을 유도하는 작용이 있다. Urea가 단순히 함습 작용 뿐 아니라 각질형성세포의 분화와 항균 펩타이드의 생성을 촉진함으로써 표피 투과 장벽과 항균 장벽을 강화

표 2-3
물 분자 결합력

종류	상대 습도(58~60%)에서 수분 분자와 결합하는 능력(갯수)
Sodium-lactate	66
Sodium-PCA	61-63
Glycerin	35-38
Propylen glycol	32
Sorbitol	10
PCA	〈1

하는 효과가 있다. 가장 흔히 사용되는 글리세린은 각질층 수분 함량 증가 효과(60% 상대 습도에서 약 35개의 물분자를 잡아둠) 이외에 각질형성세포에서 물 분자와 글리세롤 분자의 이동을 담당하는 aquaporin-3 단백질 발현을 증가시킨다. 항산화 작용, 항균 작용, 항염증 작용, 추위에 노출된 피부 보호 작용 등의 기능이 있다. 보습제에 함유된 글리세린은 물 분자와 물리적인 결합에 의한 보습 기능 외에 기타 효능이 존재한다. 밀폐제와 병합하면 장벽 기능과 수분 함유 능력을 상승시킨다(표 2-4).

함습제의 단점은 저온, 건조한 환경에서 각질층의 수분을 외부로 방출하므로 오히려 건조한 느낌을 제공한다. 장점은 기타 보습제에 비하여 느낌이 가볍고, 흡수가 빠르며, 미용적인 만족감 및 순응도가 높다(그림 2-1).

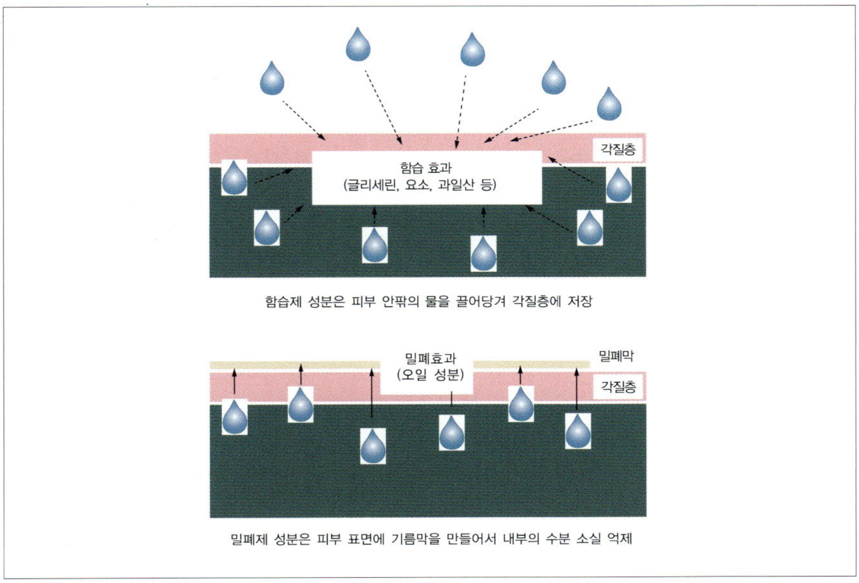

그림 2-1
밀폐제 vs 함습제

표 2-4
함습제의 흡습성과 수분 보유성

	흡습성(H_2Omg/100mg)	수분 보유성(H_2Omg/100mg)
디프로필렌글리콜	12	8
솔비톨	1	21
폴리에틸렌글리콜 (평균 분자량:200)	20	22
글리세린	25	40
필로리돈카르산 나트륨	44	60
젖산 나트륨	56	84

3) 유연제(연화제) Emollients

유연제(emollients)는 보습제와 동일한 의미로 사용되고 있다(British National Formulary 66, BMJ Group). 일반적으로 피부를 부드럽게 만드는 특성을 가진 물질이다. 밀폐제에 비하여 각질층의 지질에 혼입되어 수분 증발을 억제하는 기능을 나타낸다. 밀폐제는 피부 표면에 막을 형성하여 수분 손실을 억제하지만, 유연제는 각질층 내부에서 각질세포간 지질과 결합하여 각질층의 수분 함량을 증가시킨다. 경표피 수분 손실의 급격한 감소를 유발하지 않는다. 그러나 대부분의 밀폐제 성분이 각질층으로 투과되며, 일정 농도 이상의 유연제를 사용하면 밀폐막이 형성되므로 특정 성분이 여러 가지 기능을 나타낸다. 밀폐제로 사용되는 대부분의 성분이 유연제 기능이 동시에 존재하며, 유연제 성분도 일정량 이상을 사용하면 밀폐막을 형성한다(표 2-5).

표 2-5
보습제 구분

	연화제(emollient)	함습제(humectant)	밀폐제(occlusives)
작용 기전	포화 또는 불포화된 다양한 길이의 탄화수소가 피부 장벽 기능 개선	저분자량의 물질이 각질층에서 수분을 끌어당김	오일과 왁스로 구성, 피부로부터 수분의 기화를 물리적으로 억제
적응증	피부 관리, 건조하고 거친 피부, 구진 인설성 질환	건조증, 어린선	접촉 피부염, 건조증,아토피 피부염
부작용	접촉 자극(매우 드뭄)	자극(lactic acid, urea)	모낭염(mineral oil), 접촉 피부염(lanolin), 여드름양 발진
물질	Fatty acids, fatty alcohols, cholesterol, squalene, pseudoceramides	Urea, sorbitol, panthenol, glycerol, propylene glycol, hyaluronic acid, alpha hydroxy acids	Mineral oil, petroleum jelly, beeswax, silicones, zinc oxide

건성 연화제 (dry emollient)	지성 연화제 (fatty emollient)	수렴성 연화제 (astringent emollient)	보호성 연화제 (protective emollient)
Isopropyl palmitate, Isostearyl alcohol, decyl oleate	Propylene glycol, octyl stearate, glyceryl stearate, jojoba oil, castor oil	Dimethicone, cyclomethicone, octyl octanoate, isopropyl myristate	Isopropyl isostearate, diisopropyl dilinoleate

표 2-6
연화제 분류

일반적으로 사용되는 유연제 성분은 기름, 지질 또는 유도체에 속하는 triglyceride, waxes, long chain ester, 지방산(포화 · 다중불포화), 라놀린, 미네랄 오일, 식물 유도 oil(필수 지방산 포함) 등이 있다. Stearic · linoleic · linolenic · oleic 및 lauric acid, carprylic/carpic triglyceride, cetearyl alcohol, mineral oil, lanolin, soy sterol, plant seed oil(sunflower seed oil, grape seed oil, soybean oil, argan oil), shear butter 등이 사용되고 있다. 제형속에 포함된 물과 함께 각질층에 침투하여 피부를 부드럽게 만들어주고, 피부의 유연성(flexibility)를 증가시키며, 매끄럽게 하는 등의 심미적 기능을 제공하고, 보습제 도포 직후에 사용감을 증진시킨다(표 2-6).

장쇄 포화 지방산(long-chain saturated fatty acids), 지방 알코올(fatty alcohol)이 흔히 사용하는 유연제 성분이다. 지방산 성분은 세라마이드, 콜레스테롤과 함께 각질층의 각질세포간 지질을 구성하는 성분이며, 피부 장벽 회복과 강화에 중요한 역할을 담당한다. 지방산 성분은 유연제 기능 뿐만 아니라 피부 염증 반응을 완화하고 손상된 피부 장벽 기능 회복을 촉진하는 생리활성을 나타낸다. Linoleic acid와 같은 필수 지방산은 각질층의 acylceramide의 합성에 관여하면서 피부 장벽 기능 형성에 핵심적인 역할을 수행하며, 인체 세포의 이중막 구성 및 세포내 신호 전달 등에 관여한다. 각질형성세포, 비만세포, 면역 세포 등에 존재하는 수용체를 활성화하는 효능이 있다. 피부 장벽 기능 형성 및 회복 과정, 염증 반응 등에서 중요한 역할을 하는 peroxisome-proliferator activated receptors(PPARs)의 활성화는 다양한 지방산에 의해 유발되며, 항염증 효과가 나타난다.

4) 생리적 지질 혼합물 Physiologic lipid mixture

세라마이드는 피부 수분 증발을 억제하고, 물과 결합하여 수분을 유지하므로 피부 장벽 기능에 매우 중요하다. 또한 세포 흡착 · 표피 분화에 중요한 역할을

그림 2-2
생리적 지질 vs
비생리적 지질

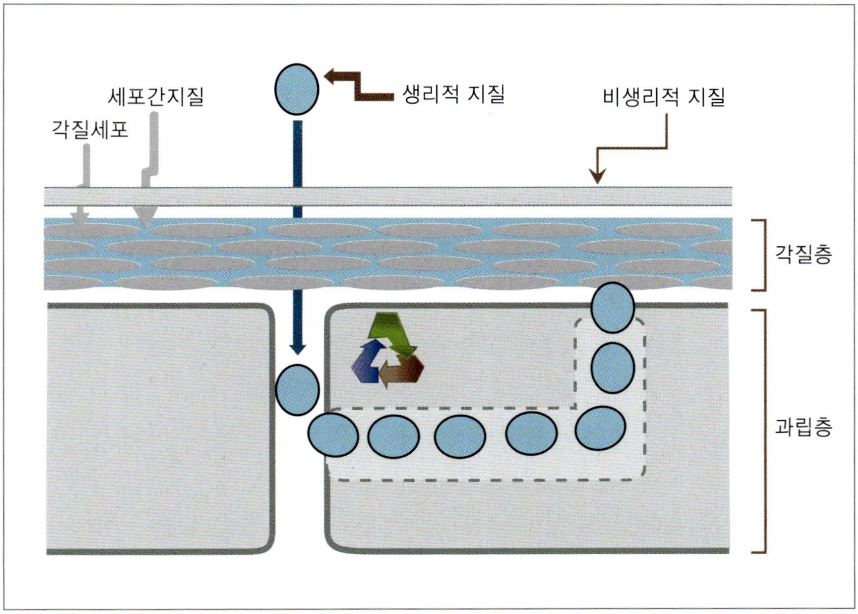

하며, 세포자멸사(apoptosis)의 이차 신호 전달 역할을 함으로써 피부 장벽 구조와 기능에 필수적인 역할을 한다. 각질층에서 세라마이드 함량과 각질세포간 지질 조성비의 변화는 피부 장벽 손상을 유발하고, 다양한 피부 질환의 악화 요인이 된다. 아토피 피부염은 각질층의 세라마이드 함량이 정상과 비교하여 감소되어 있다. 특히 세라마이드 1의 감소가 장벽 기능의 약화를 초래한다. 건선에서 세라마이드와 기타 지질 조성비의 이상이 존재하며, 여드름은 세라마이드 1이 감소되어 있다. 노화 피부는 전체 세라마이드와 세라마이드 1의 감소, linoleate 감소, oleate 증가가 동반된다.

세라마이드를 함유한 지질은 손상된 피부 장벽 기능을 회복시키므로 생리적 지질을 이용한 다양한 형태의 국소 치료법이 제시되었다. 그러나 천연 세라마이드는 소의 뇌로부터 추출하므로 가격이 비싸고 광우병 등의 논란 때문에 사용에 제한이 있다. 그러므로 천연 세라마이드와 동일하거나 유사한 합성 세라마이드, 가성세라마이드를 개발하고 있다. 화장품에 사용되는 가성세라마이드는 세라마이드의 기본 구조와 차이가 있는 합성 지질이며, 천연 세라마이드 3과 유사하다. 세라마이드는 지질층의 이중 구조를 자체적으로 형성할수 없다. 콜레스테롤, 자유 지방산, 콜레스테롤 황산염 등과 결합하면 지질의 이중막 구조를 만든다. 피부 장벽 기능 유지는 지질의 조성비가 중요하다. 이러한 점에서 일정한 조성비를 갖는 각질세포간 지질의 혼합물을 이용하여 손상된 피부를 효과적으로 회복시키는 연구가 진행되었다.

Elias 등은 각질세포간 지질을 구성하는 3종류(세라마이드, 콜레스테롤, 자유지방산)의 지질에 관한 외용 효과를 조사하였다. 단독 혹은 2종을 혼합하여 도포하면 장벽 기능이 악화되었다. 그러나 3종을 적당한 비율로 혼합하여 도포하면 장벽 기능의 회복이 촉진되었다.

이러한 연구 결과를 바탕으로 최적의 회복 효과를 나타내는 생리적 지질 혼합물(physiologic lipid mixture) 개념이 제시되었다. 세라마이드, 콜레스테롤, 자유 지방산의 혼합 비율은 3:1:1의 몰비(molar ratio)가 가장 효과적인 것으로 알려져 있으며, 각각의 농도는 1~2% 이상이 적절하다. 이중에 한 종류만 없어도 피부 장벽 회복 기능은 저해된다. 생리적 지질 혼합물에 의한 피부 장벽 기능의 회복 기전은 피부 표면을 밀봉하거나 반투과성 막을 형성하는 일반적인 개념과 차이가 있다.

바셀린, 미네랄 오일, 라놀린, 스쿠알란 등의 비생리적 지질 혼합물은 각질층의 표면에서 반투과성막을 형성한다. 그러나 생리적 지질은 정상 또는 손상된 각질층을 통과하여 각질층 하부의 각질형성세포에 흡수되며, 원위 골지체로 이동하여 새로 생성된 층판소체와 융합된다. 이후에 층판소체의 표피 지질과 함께 각질형성세포 사이로 분비되며, 다층판 구조의 각질세포간 지질층을 구성한다(그림 2-2).

2. 제형에 의한 분류

1) Emulsion (유화)

보습제에 가장 많이 쓰이는 제형이다. 한가지 상에 다른 상이 droplet의 형태로 포함된 multiphase(대부분 2가지 상) system이다. 물리적 또는 화학적 계면활성제(surfactant), 유화제(emulsifier)를 사용하여 표면 장력을 줄이며, 두 가지 상이 잘 섞이게 함으로써 함습제, 밀폐제, 보습 성분 및 기타 성분이 안정적으로 존재한다.

Water in oil (w/O) 또는 oil-in water emulsion (O/W) 로 구분하지만, 기타 활성 성분의 기능을 극대화하기 위해 oil in water in oil처럼 복잡한 상을 띄는 경우도 있다 유화제는 친수기의 이온화 상태에 따라 anionic, cationic, zwitterionic, non-ionic으로 구분한다. 장쇄 지방산(stearic acid, palmitic acid)은 주로 anionic 유화제를 사용한다. 크림의 유화액으로 만들기 위해서 anionic 유화제를 사용하여 부분적인 중화를 유도한다. 콜레스테롤 성분은 자체를 유화제로 사용한다. Non-ionic 유화제는 자극 증상이 낮지만 피부 장벽 기능을 손상시킬 가능성이 있다. 일반적으로 생리적 지질과 유사한 지질을 이용하여 유화액을 제조한다.

- **Cream(크림, water in oil emulsion)**

보습제에 흔히 사용하는 제형이다. 두 가지의 섞이지 않는 액체와 물 · 기름을 포함한 유화 상태(two phase system-emulsion)로 제조한다. 한 성분이 다른 성분 사이에서 미세방울(microscopic 또는 submicroscopic droplet)의 형태로 분산되어 있다.

유화제가 소수성과 친수성의 두 상 사이에 존재하여 양쪽 극에 각각의 물질을 결합(hycrocarbon 극에 소수성, polar 극에 친수성)하며, oil phase와 water phase로 유지된다. 일반적으로 outer phase가 inner phase보다 큰 부피를 차지한다. 통상적으로 물보다 기름 성분이 더 많이 존재한다. 물과 소수성 물질의 비율 뿐만 아니라 oil의 종류, 양 및 물과 기름 이외의 구성 성분이 중요한 고려 요소이다. 미세방울의 사이즈는 1~100μ m 이며, 흰색을 나타낸다. 피부에 쉽게 흡수되며, 로션에 비하여 좀더 진하며, 기름진 느낌을 제공한다.

- **Lotion(로션, oil-in water emulsion)**

일반적으로 oil-in water emulsion(O/W)의 형태로 이용된다. O/W의 15-30%는 oil 이며, oil이 많으면 제형은 기름지게 된다. 새로운 유화제는 W/O의 형태에서도 oil 성분이 더 낮은 용량으로 존재할 수 있다. Outer phase가 주로 미용적인 영향을 주며, outer phase가 oil 이면 물에 의해 쉽게 제거되지 않는다.

그러나 water phase 사이에 oil이 산포되어 있으면 유화제가 쉽게 재유화를 유도할수 있다. 크림보다 물의 함량이 많으므로 발림성이 좋고 미용적으로 우수하지만 건조한 피부를 교정하는 효능은 낮다. 건조한 환경에서 물 성분이 증발할 때 피부에 존재하는 기존의 수분이 증발하므로 건조증을 유발한다(그림 2-3).

2) Ointment (연고)

크림, 로션 형태와 차이가 있다. 단상(single phase system)의 구조이므로 물을 함유하고 있지 않다. 일부의 친수성 연고제는 물과 섞일 수 있으나 소수성 연고제는 불가능하다. 물이 존재하지 않으므로 박테리아 등의 균에 의한 증식 가능성이 매우 낮으므로 방부제가 필요하지 않다. 방부제는 보습제에 필수적인 요소이지만, 접촉 피부염의 흔한 원인이다.
그러므로 연고는 상대적으로 방부제에 의한 접촉 피부염이 유발하지 않는다. 기름지고 끈적거리는 보습제일수록 감작의 가능성이 낮다. 연고는 온도에 따라 경화도가 달라지므로 통에 보관하면 쉽게 굳어지므로 사용에 어려움이 있다. 피부 도포가 어렵고, 번들거리지만 피부과에서 만성 습진에 적용하고 있다.

3) 스프레이(Spray)/미스트(Mist)

연성 파라핀, 액상 파라핀, 또는 fractionated 코코넛 오일 등을 이용하며, 피부에 잘 분사되도록 부탄 또는 이소부탄과 같은 추진제를 활용한다. 용기 기술의 발달에 의해 추진체가 없어도 얼굴에 골고루 분사할수 있다. 수분만 함유한 제품은 건조한 상태에서 수분의 증발을 촉진하므로 피부를 오히려 건조하게 만

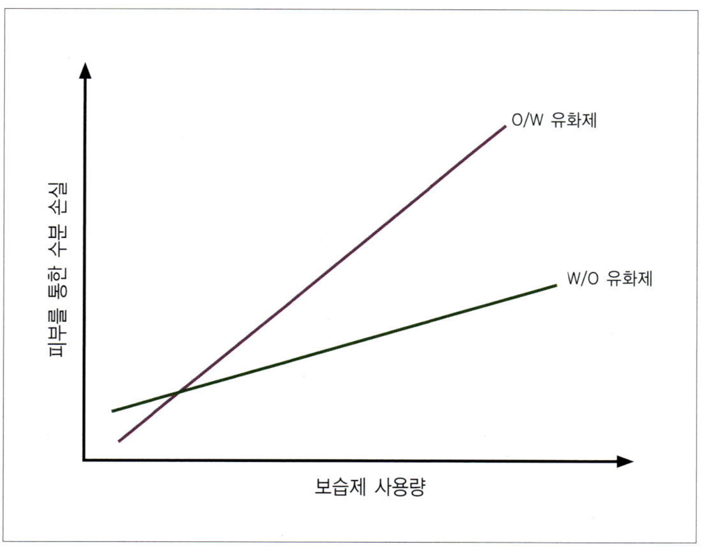

그림 2-3
보습제의 제형에 따른 경표피 수분 손실(피부를 통한 수분 손실)의 변화. 기름 성분이 물에 섞여있는 O/W (oil in water) 유화제를 피부에 소량 도포하면 기름 성분이 피부 표면에 기름막을 형성하므로 피부를 통한 수분 손실을 억제한다. 그러나 다량 도포하면 제품 내의 수분이 증발하면서 피부를 통한 수분 손실량이 증가한다. 물 성분이 기름에 섞여있는 W/O (water-in-oil) 제형은 다량 도포하여도 기름 성분이 많기 때문에 피부를 통한 수분 손실은 크게 증가하지 않는다.

든다. 적절한 보습력이 존재하는 로션 제형을 분사 방식으로 사용하면 효과적이다. 색조 화장 후에 디메치콘 등의 성분이 있는 보습제를 분사하면 막을 형성하므로 장시간 색조를 유지할수 있다. 피지를 제거하는 실리콘 및 zinc 성분을 포함한 mist는 기름진 피부를 완화시킨다.

표 2-7
제형별 구성

제형	구성
크림(cream)	Multiphase, lipophilic and aqueous, usually disperse into other phase by forming as immiscible liquids
연고(ointment)	Single-base phase contain solid (hydrophobic) or liquid (hydrophilic)
젤(gel)	Liquids either hydrophilic or hydrophobic can be gel form
페이스트(paste)	Semisolid, solid material finely disperse in a given base
액상 제제(liquid preparation)	Solution, suspension, emulsion by its characteristic mixture form

표 2-8
제형별 특성

제형	로션	크림	연고	겔
성상	Oil in water(O/W)	Water in oil(W/O) (소수성) 또는 O/W (친수성)	W/O (소수성) 또는 O/W (친수성)	소수성 또는 친수성
구성	Oil, water, propylene glycol	W/O: emulsifier (monoglycerides, sorbitan esters, wool fat) O/W: emulsifying agents (sodium 또는 triethanolamine soaps, sulfated fatty alcohols, polysorbates)	W/O: water insoluble hydrocarbons (paraffin, vegetable oil, animal fats, waxes, synthetic glycerides, polyalkysiloxanes) O/W: liquid와 solid polyethylene glycols의 혼합 (macrogols)	Hydrophobic gel (oleogel): Liquid paraffin 과 polyethylene 또는 fatty oils gelled with colloidal silica, aluminium 또는 zinc soaps Hydrophilic gel (hydrogel): water, glycerol 또는 propylene glycol gelled (tragacanth, starch, derivatives of cellulose, carboxy vinyl polymers, magnesium / aluminium silicates)
특징	번들거리지 않음. 얇고 넓은 면적에 도포 가능	미용 목적	번들거림. 특히 60% 이하의 낮은 습도에서 보호 작용이 좋음	부드럽게 끝나는 느낌. 오일 성분이 거의 없고, 면포 발생이 적으며 쉽게 흡수
사용	일과 중 얼굴과 몸의 보습제, 면도 후, 두피	저녁용 얼굴과 손	고농도의 보습이 필요한 부위, 간찰부와 수염 부위는 금기	간찰부에 사용, 얼굴에 면포 발생이 거의 없음

4) Gel (젤)

물과 기름 성분이 섞인 형태이지만, 크림이나 로션과 같은 유화제를 사용하지 않는다. 고분자 젤 성분이 용기 속에서 물과 기름을 안정화시킨 형태로 존재한다. 피부에 도포하면 gelling agent는 용해되고 물과 기름이 각각의 형태로 분리된다. 기름 성분은 장기간 피부에 잔존하며 쉽게 씻겨 나가지 않는다. 사용감이

◈ **참고** ◈

유화(Emulsion)

유화(乳化)는 '우유처럼 만들다' 라는 의미이며, emulsify(우유를 짜다)에서 유래된 용어이다. 우유는 기름과 물이 섞여있는 대표적인 유화 제형이다. 점도(흐르는 정도)가 높으면 크림, 중간 정도이면 로션이다. 유화제는 계면활성제의 일종이며, 친수성 작용기(polar group)에 하나 이상의 친유성 작용기(lipophilic group)가 결합된 물질이다. 유화제는 구조적인 특징에 의해 피부 부작용(피부 자극, 피부 장벽 손상, 피부 건조증)을 유발한다. 계면활성제는 친수성 작용기의 특성에 따라 음이온성, 양이온성, 양성이온성, 비이온성으로 분류한다. 음이온성 및 양이온성 계면활성제는 피부 자극을 유발한다.

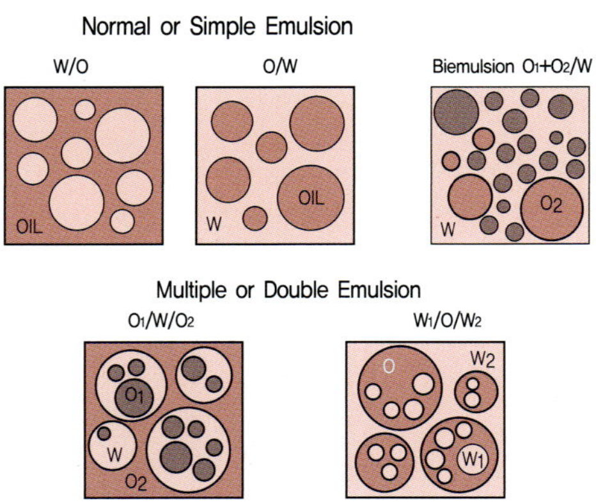

유화는 서로 녹거나 섞이지 않는 액체 상태의 물질(물, 오일)을 유화제(계면활성제)를 첨가하고 강한 기계적 혼합(교반)을 함으로써 한 상(phase)에 다른 한 상을 미세한 입자 상태로 분산시킨다. 내상(분산상)과 외상(연속상)에 특성 물질의 존재 및 분산 입자의 크기와 구조에 따라 oil in water(O/W), water in oil(W/O), water in oil in water(W/O/W), microemulsion(10nm~100nm), nanoemulsion(0.1μ m~1μ m), liquid crystal emulsion(액정에멀젼) 등으로 구분한다.

청량하고 진정 효과가 있으므로 여름에 흔히 사용한다. 용액(solution), 현탁액(suspension), 에멀젼(emulsion)의 형태가 있다.

5) 기타

무스(mousse)는 특수 용기를 이용하여 미세한 거품의 형태로 유출되며, 피부 흡수를 높이는 제품이다. 페이스트(paste)는 고형 성분이 분산되어 존재하는 형태이다.

◈ 참고 ◈

분산(Dispersion)

지구상에 존재하는 물질의 형태는 기체, 액체, 고체가 있다. 이들은 상호 간에 잘 녹거나 섞이는 것도 있지만 그렇지 않은 경우도 많다. 잘 녹지 않는 물질을 한 상에 다른 한 상이 미세한 입자 상태로 분산되어 있는 것을 콜로이드 분산 시스템이라고 한다. 내상과 외상의 상태에 따라 구분한다. 공기(기체) 중에 액체나 고체가 분산되어 있으면 에어로졸(aerosol), 액체 속에 기체가 분산되어 있으면 기포(foam), 액체와 액체가 내상과 외상으로 분리되어 혼합된 상태를 에멀젼(emulsion), 액체에 고체가 분산되어 있으면 졸(sol) 또는 서스펜션(suspension)이라고 명명한다. 이러한 분산 시스템을 통칭하여 분산(dispersion)이라고 한다. 협의의 의미에 의하면 화장품에서 분산은 불용성 고체 물질(pigment, powder)이 액체나 고체에 섞여있는 상태를 지칭한다.

3. 사용 방법에 의한 분류

Wash off, leave on 제품으로 구분한다. Wash off 제품은 세정제 또는 세안제이다. 세정제와 항균 성분을 강조한 세정제로 구분한다. Lauromacrogol은 항소양 기능이 있다. Benzalkonium chloride, chlorohexidine hydrochloride, triclosan 등을 추가하면 항균 기능이 나타난다. 입욕제(bath additives)는 완전한 wash off 타입은 아니지만 목욕 물에 첨가하며, 목욕 후에 세정제를 이용하여 닦아내지 않으며, 피부에 성분이 잔존하는 제품이다. 순한 계면 활성제와 보습 성분을 추가하여 제조한 클렌저 등이 있다. 입욕제는 주로 oil, oat meal, soya 성분이 흔히 사용되며, 각질층의 외부에 기름막을 형성한다.

목욕용 보습제는 비누 또는 거품 형태이며, 피부에 장기간 노출되면 각질세포 간 지질의 유화를 유발하므로 피부 장벽을 손상시킨다. 너무 뜨거운 온도는 피부의 수분 증발을 촉진시키므로 건조증을 악화시키며, 때수건 등의 물리적인 자극을 피해야 한다. 15분 이상 물에 노출되면 각질층이 과도하게 수화되며 목욕 후에 각질 탈락이 급격하게 유발되므로 주의해야 한다. 오일 성분의 입욕제를 사용한 경우에 낙상 등의 사고에 주의해야 한다.

Leave on 제품은 도포 후에 방치하는 일반적인 보습제이다. Oil, fat, lipids 등의 소수성 성분과 함습제 등의 친수성 성분 및 유화제 성분이 혼합되면 구조적으로 안정된다. 촉감을 높이기 위해 다양한 제형(크림, 연고, 젤, 스프레이, 미스트 등)을 사용한다.

4. 피부 유형에 의한 분류

바우만이 제시한 16가지 종류의 피부 유형을 파악한 이후에 보습제를 선택해야 한다. 지성(Oily, O)/건성(Dry, D), 민감성(Sensitive, S)/저항성(Resistant, R), 색소성(Pigmented, P)/비색소성(Non-pigmented, N), 주름(Wrinkled, W)/탱탱함(Tight, T)의 4가지 요소를 바탕으로 조합한 분류 방법이다(그림 2-4).

피부 유형에 따른 제형, 성분 등을 고려한 보습제 선택을 소개한다.

첫째, 모공 확장 및 색소 침착이 없고, 탄력있는 얼굴에 각질이 생기면서 붉어지며 여드름이 나타났다. DSNT 유형이다! 건조한 환경, 과도한 클렌징에 의해 피부 장벽이 손상된 상태이다. 함습제, 밀폐제 성분 또는 생리적 지질 성분의 보습제를 사용하라!

둘째, 큰 모공, 탄력 유지, 과도한 피지 분비, 여드름이 나타난 이후에 색소 침착이 존재하였다.

OSPT 유형이다! 유분이 많으므로 밀폐력이 높은 제형은 피해야 한다. 초기에 함습제 성분이 포함된 토너, 로션, 에센스 위주의 보습을 시행하면서 피부 장벽을 회복시켜라! 이후에 여드름 치료를 시행하라!

셋째, 여드름이 지속적으로 발생한 이후에 착색이 되며, 친구에 비해 나이가 들어 보이고, 얼굴이 땡기며, 각질 및 따거운 증상이 발생하였다.

OSPW 유형이다! 피부 장벽 손상 및 수분이 감소한 수분 부족형 지성 피부이다. 오일이 포함된 밀폐제보다 함습제 위주의 제형이 바람직하다. 피지를 조절하면서 실리콘 베이스 및 항염증 성분이 포함된 제품을 사용하라!

그림 2-4
16가지의 피부 유형

	OSPW	OSPT	OSNW	OSNT	
	ORPW	ORPT	ORNW	ORNT	
	DSPW	DSPT	DSNW	DSNT	
	DRPW	DRPT	DRNW	DRNT	

5. 사용 부위에 의한 분류

피부 장벽 상태는 신체 부위에 따라 차이가 존재하므로 상기의 분류 방법은 합당하다. 그러나 체간용 크림을 안면용으로 사용해도 문제가 없다. 밀폐 기능이 강조된 핸드 크림을 거친 손처럼 변한 안면부에 도포하여 피부 상태가 개선되면 핸드 크림을 안면부에 사용하여도 무방하다.

1) 안면

얼굴은 외부 온도, 습도에 민감하며, 광노화가 호발한다. 미용적으로 덜 끈적거리고, 여드름을 유발하지 않으며, 매끈한 피부를 유지하는 성분이 필수적이다. 피지 분비가 많은 부위에 silicon 유도체를 이용하면 피부를 보송하게 만들며, kaolin은 덜 기름져 보이게 한다. 얼굴 피부는 광노화가 호발하므로 자외선 차단제 및 hydroxy acid, retinol, vitamin C 또는 E 등의 항노화 · 항산화제를 추가한다.

2) 체간

대부분의 체간용 보습제는 건성 피부용이다. 의복을 착색시키면(특히 paraffin의 경우) 편의성이 감소한다. Cellulite 억제, 탄탄하게 보이는 효과, bronzing 성분을 첨가한다.

3) 수부

수부는 세정 및 물 접촉에 의한 장벽 손상이 호발하므로 대부분의 제품은 밀폐성을 강조하며, dimethicone 등을 첨가하면 매끈하게 보이는 기능을 제공한다. 다른 보습제에 비해 방향 기능을 추가하는 경향이다.

4) 족부

족부용 제품은 두꺼워진 각질을 제거하면서 보습력을 유지하는 제품(urea 첨가)이 시판되고 있다. 땀이 많은 경우에 zinc를 추가하면 보송한 상태를 유지시킨다. (본 내용의 일부는 참고 문헌 29, 30, 31을 수정, 보완, 추가함)

참고 문헌

1. Del Rosso JQ, Brandt S. The role of skin care as an integral component in the management of acne vulgaris: Part 2: tolerability and performance of a designated skin care regimen using a foam wash and moisturizer SPF 30 in patients with acne vulgaris undergoing active treatment. J Clin Aesthet Dermatol 2013;6:28-36.
2. Lowe AJ, Tang ML, Dharmage SC, et al. A phase I study of daily treatment with a ceramide-dominant triple lipid mixture commencing in neonates. BMC Dermatol 2012;12:3.
3. Nakagawa N, Sakai S, Matsumoto M, et al. Relationship between NMF (lactate and potassium) content and the physical properties of the stratum corneum in healthy subjects. J Invest Dermatol 2004;122:755-7632004;432:35-36.
4. Del Rosso JQ. Understanding skin cleansers and moisturizers: the correlation of formulation science with the art of clinical use. Cosmet Dermatol 2003;16:19-311.
5. Reuter J, Huyke C, Scheuvens H, et al. Skin tolerance of a new bath oil containing St. John's wort extract. Skin Pharmacol Physiol 2008;21:306-311.
6. Hara M, Ma T, Verkman AS. Selectively reduced glycerol in skin of aquaporin-3-deficient mice may account for impaired skin hydration, elasticity, and barrier recovery. J Biol Chem 2002;277:46616-46621.
7. Watsky KL, Freije L, Leneveu MC, et al. Water-in-oil emollients as steroid-sparing adjunctive therapy in the treatment of psoriasis. Cutis 1992;50:383-386.
8. Simpson E, Trookman NS, Rizer RL, Preston N, Colón LE, Johnson LA, et al. Safety and tolerability of a body wash and moisturizer when applied to infants and toddlers with a history of atopic dermatitis: results from an open-label study. Pediatr Dermatol 2012;29:590-597.
9. Hoffman L, Subramanyan K, Johnson AW, et al. Benefits of an emollient body wash for patients with chronic winter dry skin. Dermatol Ther 2008;21:416-421.

10. Lodén M, Wirén K, Smerud K, et al. Treatment with a barrier-strengthening moisturizer prevents relapse of hand-eczema. An open, randomized, prospective, parallel group study. Acta Derm Venereol 2010;90:602-606.
11. Ghadially R, Halkier-Sorensen L, Elias PM. Effects of petrolatum on stratum corneum structure and function. J Am Acad Dermatol 1992;26:387-396.
12. Ivens UI, Steinkjer B, Serup J, Tetens V. Ointment is evenly spread on the skin, in contrast to creams and solutions. Br J Dermatol 2001;145:264-267.
13. Rawlings AV, Canestrari DA, Dobkowski B. Moisturizer technology versus clinical performance. Dermatol Ther 2004;17(S):49-56
14. Kucharekova M, Van De Kerkhof PC, Van Der Valk PG. A randomized comparison of an emollient containing skin-related lipids with a petrolatum-based emollient as adjunct in the treatment of chronic hand dermatitis. Contact Dermatitis 2003;48:293-299
15. Hara M, Ma T, Verkman AS. Selectively reduced glycerol in skin of aquaporin-3-deficient mice may account for impaired skin hydration, elasticity, and barrier recovery. J Biol Chem 2002;277:46616-21
16. Bourguignon LY, Wong G, Xia W, et al. Selective matrix (hyaluronan) interaction with CD44 and RhoGTPase signaling promotes keratinocyte functions and overcomes age-related epidermal dysfunction. J Dermatol Sci 2013;72:32-44
17. Draelos ZD. A clinical evaluation of the comparable efficacy of hyaluronic acid-based foam and ceramide-containing emulsion cream in the treatment of mild-to-moderate atopic dermatitis. J Cosmet Dermatol 2011;10:185-188
18. Tsang M, Guy RH. Effect of aqueous cream BP on human stratum corneum in vivo. Br J Dermatol 2010;163:954-958
19. Hannuksela M, Pirilä V, Salo OP. Skin reactions to propylene glycol. Contact Dermatitis. 1975;1:112-116
20. Cash K, High W, de Sterke J. An evaluation of barrier repair foam on the molecular concentration profiles of intrinsic skin constituents utilizing confocal Raman spectroscopy. J Clin Aesthet Dermatol 2012;5:14-17
21. Cleminson J, McGuire W. Topical emollient for prevention of infection in preterm infants: a systematic review. Lancet 2015;385(S):31
22. Lodén M, Wirén K, Smerud KT, at al. The effect of a corticosteroid cream and a barrier-strengthening moisturizer in hand eczema. A double-blind, randomized, prospective, parallel group clinical trial. J Eur Acad Dermatol Venereol 2012;26:597-601
23. Okamoto T. Recent development and prospect in emulsification technique for cosmetics. Fragrance J 2005;19:52-57
24. Rudolph R, Kownatzki E. Corneometric, sebumetric and TEWL measurements following the cleaning of atopic skin with a urea emulsion versus a detergent cleanser. Contact Dermatitis 2004;50:354-358
25. Catherine MCM, Nebus J. Management of patients with atopic dermatitis: the role of emollient therapy. Dermatol Res Pract 2012;2012:836931
26. Roberts WE. Skin type classification systems old and new. Dermatol Clin 2009;27:529-533
27. Bourguignon LY, Ramez M, Gilad E, et al. Hyaluronan-CD44 interaction stimulates keratinocyte

differentiation, lamellar body formation/secretion, and permeability barrier homeostasis. J Invest Dermatol 2006;126:1356-1365
28. 안성구. 당신의 피부 혈액형. 퍼시픽북스, 1판, 2013
29. 공기열. A trend of development of cosmetic formula containing poorly soluble active ingredients. 한국피부장벽학회지 2018;20:49-55.
30. 김건욱. Moisturizers for skin barrier. 한국피부장벽학회지 2018;31-37.
31. 김현정, 안성구. 보습제 정의, 역사, 구분. 한국피부장벽학회지 2014;16:36-46.
32. 정세규. Moisturizing ingredients and their safty. 한국피부장벽학회지 2014;16:47-55.

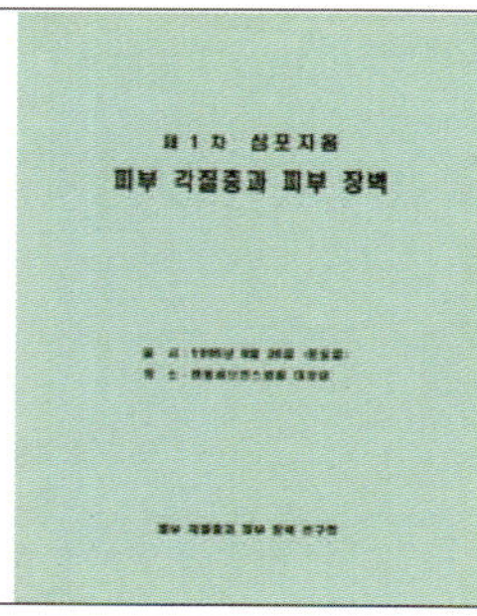

그림 2-5
1995년에 창립한 피부 장벽 연구회(안성구 · 이승헌 · 김도원)

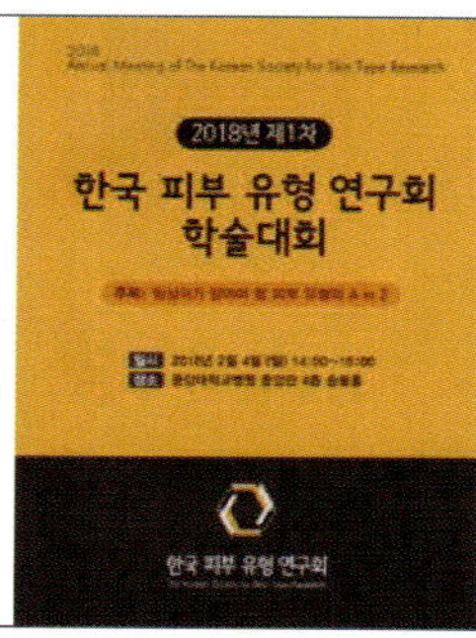

그림 2-6
2018년에 창립한 피부 유형 연구회(안성구 · 안건영 · 박하나)

보습제 성분

Ingredient

03

1. 개요

1950년대, Blank는 낮은 수분 상태가 건조 피부의 중요한 요인이라고 주장하였다. 밀폐제 · 습윤제 · 연화제의 사용, 피부 장벽의 견고성 강화, 천연 보습 인자 보충, 칼슘 기울기를 조절하면 각질층의 수분 상태를 유지할수 있다. 적절한 세정제의 선택은 건조 피부 관리의 핵심이다. 그러므로 첫째, Baumann 피부 유형(Baumann Skin Type, BST)을 분석해야 한다. BST 분석 시스템에 의해서 건조 등급(D1, D2, D3)을 결정하며, 높을수록 건조한 상태를 의미한다. Baumann Skin Type 설문 평가에서 지성 피부로 판정되면 피지 자체가 밀폐제 역할을 하기 때문에 밀폐제가 함유되지 않은 제품을 선택해야 한다. 건조 피부에서 피지가 증가되면 aquaporin 기능, 천연 보습 인자, 칼슘 채널에 결손이 있으므로 피부 장벽 기능에 손상을 유발하는 세정제는 건조증을 악화한다. 자세한 내용은 당신의 피부 혈액형을 참조하라. 둘째, 보습제 선택의 중요한 사항은 주변 환경(온도 · 습도)이다. 적절한 습도에서 습윤제가 작동할수 있기 때문이다. 셋째, 장기간의 일광 노출은 천연 보습 인자를 감소시키고, 물에 장기간 노출되면 피부 장벽 기능이 손상을 받아 건조 피부가 유발된다.

본 장에서 기술한 보습 성분은 작용 기전에 의해 분류하였다. 일부의 성분은 여러 기능을 동시에 나타내므로 별도로 기술하였다. 예로서 glycerin은 매우 효과적인 습윤제이며, aquaporin 채널을 통과하기 때문에 aquaporin 부분을 추가하였다. 유연제(연화제, emollients)는 피부를 부드럽고 매끈하게 유지시키므로 화장품에 첨가되며, 지질과 기름 성분으로 구성된다. 각질세포 사이의 공간을 채워서 피부를 매끄럽게 하며, 세포간의 응집력을 높이고, 세포의 구부러진 끝을 매끈하게 펴주므로써 빛의 반사를 줄이고 마찰력을 억제한다. 밀폐제(occlusives)로서 대부분 작용하며, 일부는 습윤제(humectants)의 역할을 담당한다. Lanolin, mineral oil, shea butter, safflower oil, petrolatum은 유연제와 밀폐제의 역할을 동시에 나타낸다. Stearic acid, lauric acid와 같은

long chain saturated fatty acid, fatty alcohols은 유연제에 흔히 사용된다.

2. 구분

1) 밀폐제

밀폐제(occlusives)는 피부의 수분 손실을 막고 각질을 연화시키는 기름 성분의 물질이다. Petrolatum, mineral oil이 가장 뛰어난 밀폐제이다. Petrolatum은 olive oil에 비해 수증기 투과 억제 능력이 170배 높다. 그러나 petrolatum, mineral oil은 피부에 기름기를 남기며, 생산 과정에서 환경 영향에 관한 부정적인 인식 때문에 화장품 원료로서 가치가 감소하고 있다.

Paraffin, squalene, dimethicone, propylene glycol은 흔히 사용되는 밀폐제이다. 그 외 argan oil, beeswax, borage seed oil, safflower, olive oil, jojoba oil, tamanu oil은 유기 화합물 기반의 밀폐제로서 흔히 사용하고 있다. 밀폐제는 축축한 피부에서 효과가 현저하게 높아지며, 피부에 잔존할 경우에만 효과가 있으므로 제거되면 효과가 없다. 대부분의 습윤제와 함께 사용된다.

밀폐 효과는 성분을 구성하는 분자 구조가 단단한 벽의 형태로 배열되어야 한다. 그러므로 동일한 길이의 짧고 곧은 사슬이 존재해야 한다. 다양한 사슬 길이를 갖는 물질 또는 여러가지 다양한 형태의 사슬 구조를 갖는 물질은 비교적 곧고 동일한 형태의 사슬 구조에 비하여 밀폐 효과가 감소한다. Mineral oil은 밀폐력이 우수한 대표적인 물질이며, 다양한 길이의 사슬을 갖고 있지만 곧은 alkyl 사슬로 구성되어 있다. 그러므로 피부 표면을 둘러싸는 벽 구조를 쉽게 형성하며, 밀폐 효과를 나타낸다(표 3-1).

Mineral oil의 곧은 구조와 함께 크기가 유사한 사슬로 존재하면 밀폐력은 더욱 상승한다. 그러나 식물성 오일의 분자 구조는 매우 다양하므로 단단한 배열을 형성하기 어렵고, 밀폐 효과가 미약하다.

밀폐 효과에 영향을 주는 또 다른 요소는 피부 표면에 잔존하는 지속력이다. 피부 속으로 물질이 쉽게 침투되어 흡수되면 낮은 지속성에 의해 밀폐 효과는 감소된다. 그러므로 분자량이 크고 피부 침투력이 약하면 지속성이 증가하므로 뛰어난 밀폐력을 나타낸다.

물질의 점도는 밀폐력에 영향을 준다. Petrolatum은 mineral oil에 비해 점도

표 3-1

경표피 수분 손실은 mineral oil이 다른 성분에 비해 우수하다 (Rawling AV. Lombardi KJ. Areview on the extensive skin benefits of mineral oil. Int J Cosmet Sci 2012;34; 511)

Water vapor permeability of different ingredient(conditions: 25℃, 35% rel. humidity, 24 hours)	
Emollient	*Water vapor permeability(%)*
Control	6.63
1. Isopropyl myristate	3.04
2. Ethyl oleate	2.84
3. Isopropyl palmitate	2.73
4. Isopropyl stearate	2.43
5. 2-ethyl-hexyl cocoate	2.07
6. 2-ethyl-hexyl palmitate	1.66
7. Dectk oleate	1.54
8. 2-ethyl-hexyl tallowate	1.51
9. 2-ethyl-hexyl stearate	1.47
10. Oleyl oleate	1.21
11. 2-octyl-dodecyl myristate	0.94
12. Oleyl erucate	0.93
13. 2-octyl-dodecyl palmitate	0.85
14. 2-octyl-dodecyl stearate	0.78
15. Mineral oil	0.30

가 높기 때문에 밀폐력이 우수하다. 점도가 높은 물질(petrolatum 등)의 펴짐성은 미약하다. 펴짐성이 낮으면 사용자의 사용감이 낮으므로 선호도가 감소한다. 점도 조절을 위해서 hyaluronic acid, sugar, polymer를 첨가한다. 효과적인 밀폐제로 작용하기 위해서 혼합물 내에 충분한 양이 존재해야 한다. 적당한 수준의 지속력을 유지하지 못하거나, 조밀한 벽 구조의 일정한 형태를 갖지 않거나, 혼합물의 성분에 의해 효과가 상쇄되면 밀폐력이 감소하므로 혼합물의 점도와 물리적 특성을 고려해야 하며, 성분의 상호 작용을 종합적으로 판단해야 한다.

2) 습윤제(함습제)

함습제(humectants)는 수성 물질이며, 물을 함유하는 능력이 뛰어나다. 함습성이 높기 때문에 대기의 수분을 흡수한다(상대 습도가 80% 이상인 경우). 또한 표피로부터 수분을 빨아들인다. 상대 습도가 낮으면 표피로부터 수분을 빼앗아 건조증을 유발한다. 함습제는 다양한 효능이 존재하므로 화장품에 활용한다. 기화와 경화를 막음으로써 제품의 유지력을 높이고, 일부는 미생물 증식을 억제한다. 함습제는 각질층의 수화를 유발함으로써 피부결 향상 및 피부를 부드럽게 만들며 주름이 소실된다.

함습제는 각질세포 수화를 유도하고, 각질세포의 간격을 느슨하게 하며, 다른 성분의 투과도를 증가시킨다. Propylene glycol은 minoxidil 또는 스테로이드의 투과도를 증가시킨다. Hyaluronic acid는 diclofenac의 투과도를 증가시킨다. 흔히 활용하는 함습제는 글리세린, 솔비톨, hyaluronic acid, urea, propylene glycol, alpha hydroxy acid, sugar 등이 있다.

3) 유연제(연화제)

밀폐제는 피부 표면에 막을 형성하여 수분 손실을 억제하지만, 유연제(emollient)는 각질층 내부의 지질과 결합하여 수분 함량을 증가시킨다. 대부분의 밀폐제 성분은 연화제 기능이 있으며, 연화제를 일정량 이상 사용하면 밀폐막을 형성한다.

일반적인 유연제 성분은 기름, 지질 또는 유도체, 라놀린, 미네랄 오일, 식물성 오일 등이 있다. 자세한 내용은 2장을 참조하라.

표 3-2
흔히 사용하는 보습제 성분

성분		
Occlusives	Humentants	Emollients
Petrolatum	Glycerin	Dimethicone
Mineral oil	Honey	Cyclomethicone
Paraffin	Hyaluronic acid	Isopropyl myristate
Dimethicone,cyclomethicone	Panthenol	Jojoba oil
Vegetable and animal fats	Urea	Palm oil
Lanolin	Sorbital	Caster oil
Propylene glycol	Pyrrolidine carboxylic acid	Hexyldecanol
Stearyl stearate	Sodium lactate	Oleyl alcohol
Beeswax	Potassium lactate	Octyldodecanol
Vegetable waxes	Ammonium lactate	Cetyl alcohol
Lecithin	Glycolic acid	Stearyl alcohol
Cholesterol	Lactic acid	Glycol stearate
Caprylic/capric triglyceride	Tartaric acid	Glyceryl stearate
Squalene	Propylene glycol	Lanolin
Argan oil	Sugar	Soy sterol
Grapeseed oil	Sodium hyaluronate	Sunflower seed oil

3. 보습제 성분

1) 오일 Oils

화학적 특성

오일은 실온에서 액상으로 존재하는 불수용성 물질을 지칭한다. Mineral oil, petrolatum은 합성 오일이며, 석유(prtroleum)의 증류 과정에서 추출한 성분이다. 식물성 오일은 씨앗에서 채취하며, 필수 오일(essential oil)은 식물의 줄기, 잎, 뿌리와 같은 특정 부위를 증류하여 얻을 수 있다. Cosmetic Ingredient Review(CIR)에 의하면 식물성 오일은 식용 오일군으로 구분한다. 땅콩 오일과 같은 식용 오일은 알레르기 반응을 유발하는 단백질의 정제 과정이 필요하다. 동물성 오일(lanolin)은 감염 위험을 제거하기 위해 엄격한 과정을 거쳐야 한다.

Triglycerides

대부분의 오일이나 지질은 glycerol, fatty acid로 구성된 triglyceride이다. 천연 triglyceride는 다양한 구성비로 조합된 다섯 가지의 중요한 지방산(palmitic · stearic · oleic · linoleic · linolenic acid)으로 구분된다.

Fatty acids

오일은 다양한 수준의 stearic · oleic · linoleic acids와 같은 지방산이 함유되어 있다. 함유된 특정 지방산에 의해 피부 감촉, 순수성, 밀폐력, 투과력, 생물학적 효능, 안정성이 결정된다. 안정성은 산화 정도에 따라 결정된다. 불포화 비율이 높을수록 더 쉽게 산화된다. 필수 지방산은 생체에서 생성되지 못하므로 음식, 도포제의 형태로 얻어야 한다.

식물 및 생선 기름은 ω-6, ω-3 지방산이 함유되어 있다. 필수 지방산은 피부 장벽 기능, 막 유동성, 세포 신호, 염증성 eicosanoid 대사에 관여한다. 필수 지방산과 비필수 지방산은 피부 기능에 중요한 역할을 한다.

· Linoleic acid

Linoleic acid는 필수 지방산으로서 소수의 식용유(해바라기유, 홍화씨유)에 포함되어 있는 불포화 ω-6 지방산이다(표 3-3). 피부 장벽의 견고성을 유지하는 구조 지질[γ-linolenic acid(GLA)]는 polyunsaturated essential cis-fatty acid이며, prostaglandin 생성에 필요한 물질이므로 염증에 관여한다.

Black currant	Palm
Borage	Peanut
Chestnut	Pistachio
Coconut	Poppy seed
Corn	Rice bran
Cotton seed	Safflower
Evening primrose	Sesame
Grape seed	Soybean
Hemp	Sunflower
Macadamia	Walnut
Olive	Wheat germ

표 3-3
Linoleic acid가 포함된 오일

· **Oleic acid**

소량의 oleic acid가 인체에서 생성되므로 필수 지방산은 아니지만, 피부에 중요한 지방산이다. Long alkyl chain이 결합된 polar head가 존재한다. Alkyl chain이 세라마이드 내부로 침투하기 때문에 피부 장벽 구조를 방해한다. 상분리(phase separation)에 의한 막 내부에 oleic acid가 축적되면 유동성이 증가되며, 세라마이드에 더 쉽게 확산된다. 그러므로 장벽이 손상되며, 성분의 침투가 증가한다. Oleic acid는 올리브 유에 다량 존재한다.

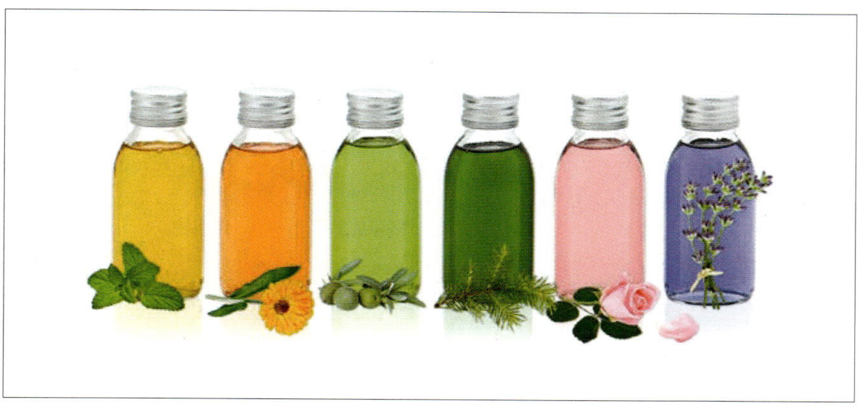

그림 3-1
오일

· **Stearic acid**

생체에서 생성되므로 필수 지방산은 아니며, 피부 관리용 제품에 흔히 포함되어 있다.

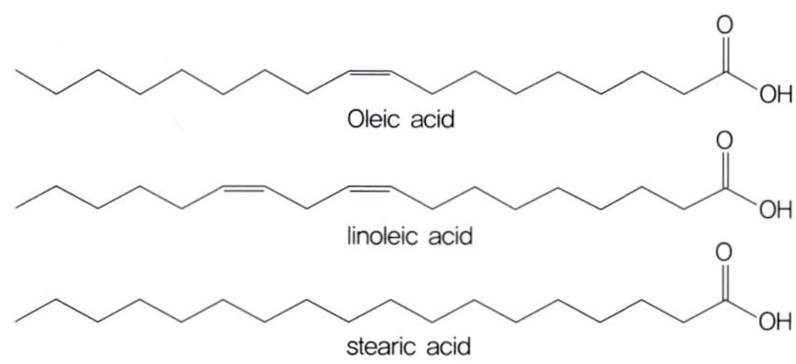

그림 3-2
지방산 화학 구조식

· **Palmitic acid**

생물계에 다량으로 존재하는 포화 지방산이며, 16개의 탄소가 존재한다. 기름 야자 열매에서 추출한 중요한 성분이다.

Stearic acid, oleic acid와 함께 동식물계에 널리 분포하며, 화장품 유화 보조제 및 계면활성제 등의 원료로 사용된다[화학식 $CH_3(CH_2)_{14}COOH$, 분자량 256g/mol)].

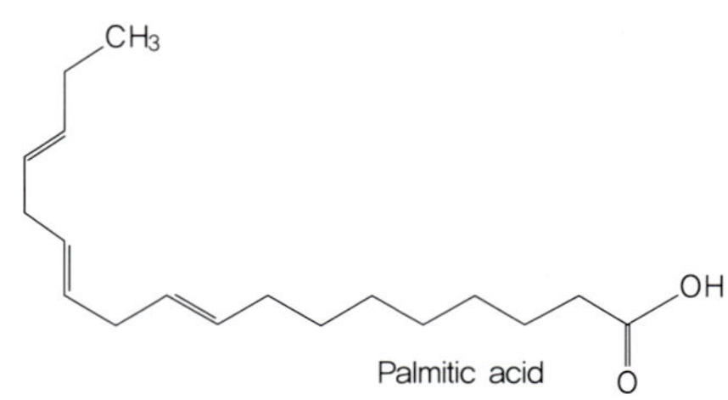

그림 3-3
Palmitic acid 화학 구조식

· **Linolenic acid**

세 개의 이중 결합과 카르복실산이 존재하는 불포화 지방산이다. 3개의 이성질체를 가지고 있으며, 알파–리놀렌산(ω–3 지방산)과 감마–리놀렌산(ω–6 지방산)으로 구분한다.

알파 리놀렌산(alpha–linolenic acid)은 체내에서 합성되지 않는 필수 지방산이므로 식품으로 섭취해야 한다. 아마씨유(flaxseed oil) 또는 들깨, 호두 등과 같은 식품에 많이 들어 있다. 감마 리놀렌산(gamma-linolenic acid)은 달맞이꽃, 블랙커런트씨유, 보리지 오일(borage oil) 등에 함유되어 있다.

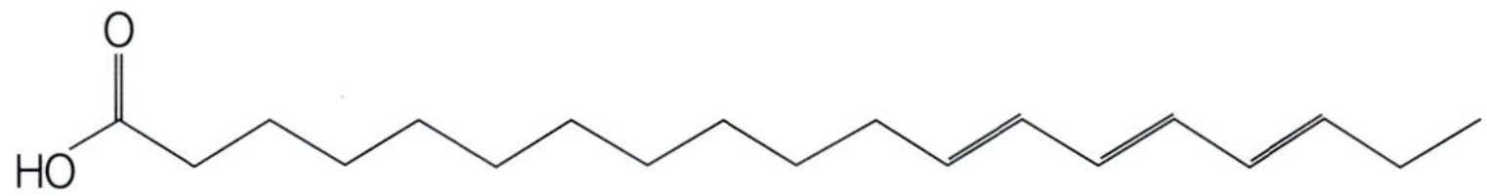

Linolenic acid

그림 3-4
Linolenic acid 화학 구조식

◈ 참고 ◈

구분	종류	지방산
불포화 지방산 이중 결합 숫자	· 단가 불포화 지방산	oleic acid
	· 다가 불포화 지방산	linoleic acid α-linolenic acid
이중 결합 위치	· ω-3 지방산	α-linolenic acid
	· ω-6 지방산	linoleic acid γ-linolenic acid
	· ω-9 지방산	oleic acid

말단부에서 번호를 붙일 때 이중 결합 탄소의 번호

예) $CH_3CH_2CH_2CH_2CH_2CH{=}CHCH_2CH{=}CH(CH_2)_7COOH$: linoleic acid(ω-6)
$CH_3CH_2CH{=}CHCH_2CH{=}CHCH_2CH{=}CH(CH_2)_7COOH$: α-linoleic acid(ω-3)
$CH_3CH_2CH_2CH_2CH_2CH{=}CHCH_2CH{=}CHCH_2CH{=}CH(CH_2)_4COOH$: γ-linoleic acid(ω-6)

Edible oils vs mineral oils

식용 오일(edible oil)은 불포화 방향족계와 폴리페놀류 등의 다양한 화학 성분을 함유하고 있다. 그러나 mineral oil은 주로 straight-chain hydrocarbon으로 구성되어 있다. 식용 오일은 항염증, 항산화 효능이 있으나, mineral oil은 비활성의 밀폐 및 연화 효과가 있다. 외용제에 포함된 식용 오일은 기타 구성 물질의 투과를 증가시키는 반면에, mineral oil은 다른 구성 물질의 투과를 억제하는 경향이 있다. 식용 오일은 화장품에 함유된 상태 뿐만 아니라 곰팡이(*Aspergillum*)에 감염된 곡류를 원료로 사용하면 독성 및 발암성이 있는

aflatoxin이 포함될수 있다. Aflatoxin이 피부암을 유발한다는 보고가 있다. 고온다습한 환경은 *Aspergillum*의 성장에 유리하다.
미국 식품의약품안전청(USFDA)는 원료가 되는 곡류가 aflatoxin에 오염되지 않도록 규정하였으나, 모든 국가에서 이런 규정이 존재하지 않는다. 그러므로 천연 제품이 합성 제품에 비하여 안전하다는 개념은 정석이 아니다.

안전성

Essential oils의 인기가 높아지고 있지만, 알레르겐으로 작용할수 있다는 사실을 기억해야 한다. 마사지사, essential oil에 빈번히 노출되는 사람은 도포용 오일에 의해서 알레르기가 발생할 위험이 있다. 음식물에 포함된 오일 성분에 의해 알레르기가 발생할수 있다.
2010년, CIR에 의하면 식용 오일류의 피부 적용은 안전하다고 보고하였다. 음식물에 알레르기가 있는 사람은 대부분의 음식에 존재하는 단백질에 알레르기가 유발될수 있다. 이러한 단백질은 정제유에 포함되어 있지 않다. 예를 들어 땅콩 알레르기가 있는 사람은 땅콩 기름에 반응이 없다. 접촉성 알레르기 피부염을 유발하는 오일은 콩기름, 해바라기씨유, 올리브유, 아보카도유, 참기름, 캐슈(cashew) 오일, 마카다미아 오일이 있다

2) 아르간 오일 Argan Oils

화학적 특성

Oleic acid로 알려진 $\omega-9$ monounsaturated fatty acid가 주요 구성물(43~49%)이며, 피부 장벽을 손상시키므로 피부 투과를 증진시킨다. 29~36%를 차지하는 linoleic acid는 $\omega-6$ polyunsaturated fatty acid이며, arachidonic acid 대사 경로를 통해 염증성 prostaglandins의 생합성 과정에 관여한다. Linoleic acid는 염증을 줄이거나 억제하며, 건조 피부에서 감소되어 있는 ceramide 1 linoleate의 구성 성분이다. Linoleic acid를 피부에 도포하면 ceramide 1 함량이 증가하기 때문에 건조증이 호전된다. Argan oil은 saturated fatty acid에 해당하는 palmitic acid(11~15%), stearic acid(4~7%)가 함유되어 있다.
포화 fatty acid가 80%를 차지하지만, 1%의 unsaponifiable fraction는 sterol, saponins, polyophenol과 같은 항산화제가 풍부하게 함유되어 있다. *r*-Tocopherol(polyphenol)은 항산화 기능의 주된 성분이다.

Olive 및 argan oil은 토속 음식과 의학적 효능에서 비교가 된다. Olive oil에 대한 연구는 활발하게 진행되었다. 두 종류의 식물성 오일에 존재하는 주요 성분(oleic acid, linoleic acid)은 의미가 있다. 또한 두 종류의 오일에 비타민 E가 많이 함유되어 있다. Argan oil에 tocopherol이 2~3배 포함되어 있다. Olive oil에 α-tocopherol이 주로 함유되어 있으나, argan oil은 자유 라디칼 제거 효능이 우수한 γ-tocopherol이 더 많이 존재한다.

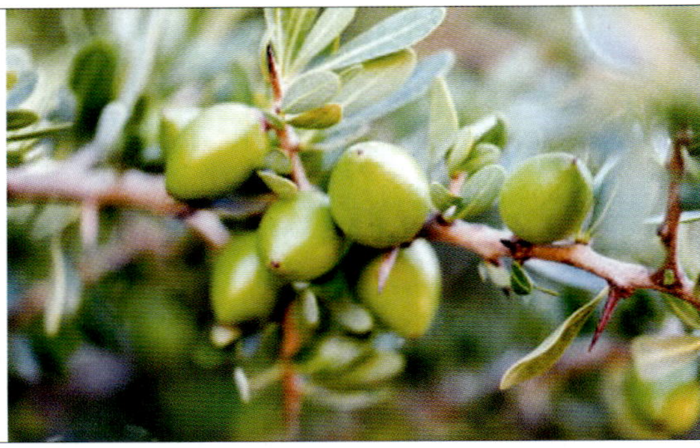

그림 3-5
Argania spinosa

안전성/안정성

Argan oil은 수 세기 이상 남부 모로코 지방에서 식용 및 외용제로서 안전하게 사용하고 있다. 따라서 현재까지 급 · 만성의 독성이 없었으나, 아나필락시스가 발생한 증례가 보고되었다(2010년).

제형에 관한 고려 사항

순수한 식용 및 미용 오일은 모로코에서 유일하게 생산되고 있다. 화장품용 오일은 열매를 수입하여 유럽에서 추출한다. 보습제, 샴푸, 기타 화장품류에 제한적으로 포함되어 있다.

사용법에 관한 고려 사항

순수한 식용 오일은 미용 오일에 비해 보관 기간이 길다. 25℃에서 식용제는 2년 정도 사용할수 있지만, 외용제는 3~4개월로 짧다.

장 · 단점

Argan oil은 polyphenol의 항산화 효능, 주사(rosacea)에서 경험적 효능과 같은 장점이 있으나 기름지고, 무거운 질감 및 고가의 가격은 단점이다.

3) 보라지 씨 오일 Borage Seed Oils

화학적 특성

γ-linolenic acid(GLA)는 사람 피부에서 합성되지 않으나, linoleic acid(LA)가 존재하면 신체에서 생성된다. Linoleic acid가 피부 관리 제품이나 경구 영양제의 성분이 되는 이유 중의 하나이다. Linoleic acid는 인체에서 ceramide 1의 생성을 돕는다. 다양한 야채, 견과류, 씨앗 기름에 풍부한 linoleic acid는 인체에서 합성되지 않기 때문에 음식이나 피부를 통해 몸으로 흡수되어야 한다. 섬유모세포, 피지세포 등에 존재하는 효소 δ-6 desaturase(D6D)는 linoleic acid를 γ-linolenic acid로 변환시키는 효소이다. GLA는 항염증 효능 및 피부를 보호하며, TEWL의 회복을 돕는 prostaglandin E_1 (PGE_1)으로 대사된다. Borage seed oil은 달맞이꽃 기름에 비해 2~3배의 γ-linolenic acid가 함유되어 있다.

안전성/안정성

2010년 10월까지 Cosmetic Ingredient Review(CIR)에 의하면 안전성 문제가 보고되지 않았다. CIR은 TKL과 Clinique 연구소에서 시행한 첩포 검사에서 자극성이 나타나지 않았다고 보고하였다. WebMD에서 borage seed oil은 성인과 아동에서 안전한 성분이며, pyrrolizidine alkaloids(PAs)와 같은 위험 성분이 없다고 보고하였다. WebMD는 PAs-free 인증을 받은 제품를 사용하도록 권장하고 있다.

그림 3-6
Borage seed

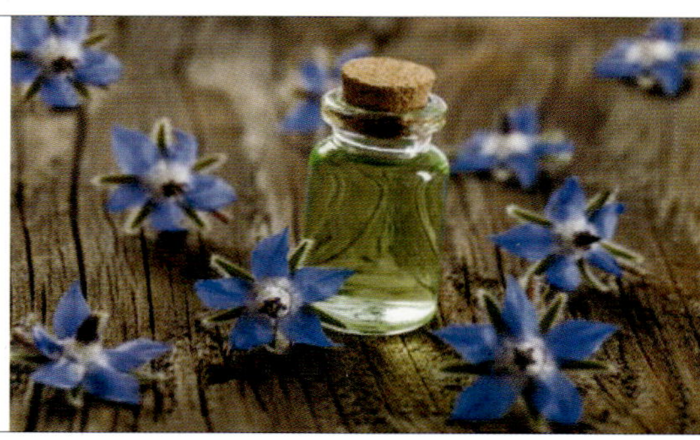

제형에 관한 고려 사항

냉각 압축 추출법은 최종 산물의 질적 변화를 야기하지 않으나, 산출 효율이 기존의 용제를 이용한 추출법에 비해 낮다는 단점이 있다. 압축 전에 pectinase와 cellulase 활성 효소를 사용하면 산출 효율을 높일수 있다. Borage seed oil은 hydroxy acids, retinoids와 혼합 사용할수 있으며, 물질의 자극성을 감소시킬수 있다. 1996년, Chesebrough-Ponds가 특허권을 신청하였으며, siloxane이 적절한 기제로 알려져 있다. 밀폐성 보습제이므로 수분 함량을 증가시킨다.

사용법에 관한 고려 사항

Retinoids, 항산화제, 각종 산에 영향을 주지 않는다. 기타 성분의 흡수에 관여하지 않는다.

장 · 단점

보라지씨 오일은 강력한 항염증 효능 및 알레르기 반응이 없고, ceramide의 생성을 증가시킨다. 주사 · 염증성 피부 질환 개선 및 retinoids, 기타 성분을 비활성화 시키지 않는 장점이 있다. 기름진 느낌은 단점이다.

4) 호호바 오일 Jojoba Oils

화학적 특성

Jojoba 오일은 씨앗을 냉각 압착하는 방법에 의해 추출되며, 오일의 화학적 구조는 polyunsaturated liquid wax이다. 인체의 피지와 매우 유사한 농도로 존재한다. Jojoba 오일은 천연 보습, 피부를 부드럽게 하는 기능 및 상처 치유에 효과적이다.

안전성/안정성

안전성 평가단체 CIR(Cosmetic Ingredient Review)은 동물을 대상으로 시행한 경구, 국소 도포제 형태의 호호바 오일은 무해하다고 발표했다. 식물 추출 물질은 살충제 잔여물과 중금속을 포함할수 있기 때문에, CIR은 화장품 업계가 살충제와 중금속 불순물이 포함된 식물 추출물 제품의 제조를 막아야 한다고 주장한다. CIR에서 시행한 임상 시험에 따르면 *S.chinensis* 오일은 피부 자극제, 알레르기 유발 물질이 아니다. 반복적인 첩포 검사를 시행하였으나, 호호바 알콜 · 호호바 에스테르 · 가수분해 호호바 에스테르는 피부 질환을 일으키거나 자극적이지 않았다. *S.chinensis* seed 오일과 호호바 알코올은 광독성이 없다. 평가된 모든 성분은 유전자 독성이 없으며, 발암 물질이 아니었다. 호호바의 특정 성분은 여드름을 악화시킬수 있다. *S.chinensis* seed 왁스는 토끼 실험에서 중간 정도의 여드름을 유발하였다. 호호바 에스테르는 여드름을 전혀 유발하지 않거나, 경미하게 나타났다.

그림 3-7
Jojoba seed

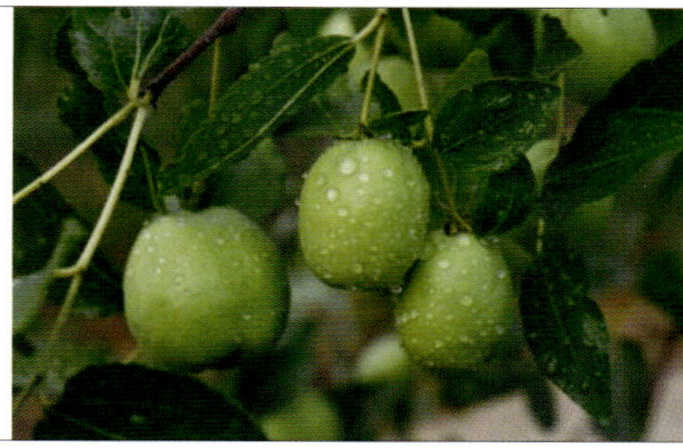

제형에 관한 고려 사항

호호바 오일은 고가이지만, 상업적 적용은 다양하다. 왁스 에스테르의 중요한 생물학적인 원천이다. 재조합 미생물을 사용한 생체공학 방법은 저렴한 가격의 호호바 오일 생산을 독려하고 있다. *S.chinensis* seed 오일은 소량이지만 물속에서 안정된 에멀젼 형태로 존재한다. 마이크로 캡슐로 사용하기 위한 물 및 호호바 seed 오일의 에멀젼은 동결 건조 후에 상온에서 수년간 보관이 가능하다. Seed 오일은 수년간 쉽게 산화하거나 화학적으로 변하지 않는다.

사용법에 관한 고려 사항

호호바 seed 오일은 털없는 쥐의 피부에 쉽게 침투하고, aminophylline과 같은 약품의 투과성을 높게 한다. 호호바 오일의 산화 안정 지수(oxidative stability index)는 산화 아연과 살리실산에 노출되면 감소하지만, 토코페롤 · 이산화 티탄 · 코직산에 노출되면 증가한다.

장 · 단점

Jojoba oil은 항염증 및 보습(습윤제) 효과가 뛰어나고, 안정적인 구조이므로 합성이 용이하다. Tocopherol과 병합하면 항산화 효과가 증가하며 안전하다. 그러나 피부과 영역에서 더 많은 연구가 필요하다. 고가이며, 여드름을 유발하는 단점이 있다.

5) 미네랄 오일 Mineral Oils

화학적 특성

미네랄 오일은 석유를 가솔린으로 전환시키는 과정에서 생성되는 부산물이다. 석유는 퇴적된 해조류와 플랑크톤의 탄화수소 물질로 구성된다. 미네랄 오일을 얻기 위해 다양한 방법으로 석유를 정제한다. 정제된 미네랄 오일은 두가지 형태의 탄화수소로 이루어진다. Branched-chain alkanes의 paraffinics 및 한 개 또는 그 이상의 saturated cyclic 구조의 naphthenics이다. 오일의 물리적 특성은 naphthenics에 대한 paraffinics의 비율과 분자량에 의해 결정된다. 미네랄 오일은 점도에 따라 분류한다. 라이트 미네랄 오일은 점도가 낮고, 헤비 미네랄 오일은 높은 점도를 가진다.

미네랄 오일은 강한 밀폐 효과가 있으며, 광유(petrolatum) 다음으로 가장 좋은 밀폐 성분이다. 미네랄 오일은 다른 분자의 출입을 막는 탄탄한 장벽을 형성한다. 밀폐 장벽에 필수적인 구조(일직선의 straight alkyl chains)을 갖고 있기 때문이다. 그러나 alkyl chains의 길이는 다양하게 변화하기 때문에 미네랄 오일은 완벽한 밀폐 효과를 갖지 못한다. 동일한 길이의 작은 straight chains이 밀폐 물질의 이상적인 구조이기 때문이다. 라이트 미네랄 오일은 장벽이 지속적으로 구축되는 현상을 억제하는 cyclic(saturated) molecules를 더 많이 포함하기 때문에 헤비 미네랄 오일에 비하여 밀폐 기능이 낮다.

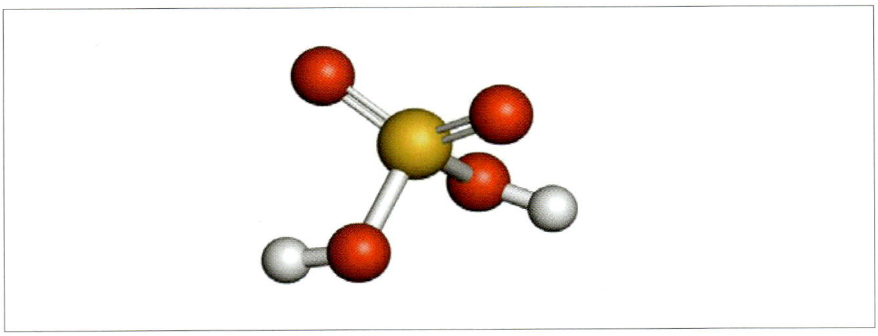

그림 3-8
미네랄 오일 화학 구조식

안전성/안정성

다른 성분과 잘 반응하지 않으므로 안정성이 있다. 열과 화염에 대한 경미한 가연성은 있으나, 충격에 의한 인화성은 없다. 미네랄 오일은 공급원에 의해 비판적인 시선을 받기도 한다. 화장품에 사용되는 USP, BP grade와 같은 미네랄 오일은 정제된 고순도 물질이다. 그러나 광유(petrolatum)는 벤젠 또는 발암 물질이 포함될수 있다.

1997년에 발표된 전염병학적 연구에 의하면, 미네랄 오일의 노출 정도와 암 발생은 상관 관계가 있다고 밝혀졌다. 그러나 이것은 산업 수준의 미네랄 오일에 장기간 노출된 경우이다. 화장품에 사용되는 미네랄 오일과 암 발생은 무관하다.

미네랄 오일은 여드름 혹은 화장품에 의한 여드름의 원인이 되기 때문에 문제가 되었다. 1989년, Fulton은 미네랄 오일을 포함한 여드름 유발 물질의 목록을 발표했다. 1982년, Mills와 Kligman은 사람과 토끼 실험을 시행하였고, 미네랄 오일이 여드름을 유발하지 않는다는 결과를 보고하였다. 2005년의 연구에 의하면 산업용 미네랄 오일은 여드름을 유발하지만, 화장품용 미네랄 오일은 그렇지 않다고 보고되었다.

미네랄 오일의 점도와 순도, 연구 대상자, 다른 성분이나 상품의 조합은 연구 결과에 영향을 미칠수 있다. 사용 방식, 환경적 요인(습도, 일광 노출, 스트레스, 다른 화장품 · 약품 · 기기 등의 사용, 식습관 등)은 모공을 막으므로 여드름을 유발할수 있다. 10%의 미네랄 오일 및 글리세롤을 포함한 보습제의 인체 실험에 의하면 자외선 노출에 의해 피부가 붉게 변하는 민감도는 다소 증가하였다. 그러나 UVB 노출에 의한 피부의 홍반량을 5~7.6% 감소시켰다.

제형에 관한 고려 사항

미네랄 오일은 비활성 성분이며, 빛에 민감하지 않고 잘 산화되지 않으므로 유통 기한이 길다.

사용법에 관한 고려 사항

미네랄 오일은 다른 성분의 피부 침투율을 감소시킨다.

장 · 단점

미네랄 오일의 장점은 밀폐 작용이 높은 성분이며, 저렴하고 안정적이다. 그러나 반복적인 사용이 필요하다. 자외선 노출에 민감하며, 생물학적으로 비활성이며, 번들거림이 단점이다.

6) 올리브 오일 Olive Oils

화학적 특성

올리브유는 polyphenols, squalene, fatty acid(주로 oleic acid), triglycerides, tocopherols, carotenoids, sterols, chlorophylls와 같은 다양한 화합물이 존재한다. 항산화 기능이 있다. 올리브유에서 처음 발견된 페놀계 화합물은 simple phenol(hydroxytyrosol, tyrosol), secoiridoids(oleuropein, aglycone of ligstroside, decarboxylated dialdehyde derivatives), lignans [(+)−]−acetoxypinoresinol, pinoresinol이다.

올리브유의 극성 부분은 oleuropein, tyrosol, hydroxytyrosol, caffeic acid와 같은 polyphenol로 구성되어 있다. 페놀계 화합물의 항산화 특징은 잘 알려져 있으며, 올리브유의 polyphenol계 화합물은 염증에 관한 보호 작용이 있다. Lignan은 강력한 항산화 물질이다.

안전성/안정성

올리브유는 일반적으로 안전하지만, 경미한 자극성 물질이다. 올리브유는 oleic acid를 다량으로 함유하고 있으므로 각질층의 결합력을 감소시킨다.

제형에 관한 고려 사항

올리브유는 친유성의 성질이 있으며, 순수 기름으로 사용되거나 안정화된 제품(oil−in−water emulsion)으로 제조한다.

사용법에 관한 고려 사항

올리브유는 장벽을 손상하여 피부 침투를 증가시키는 oleic acid가 다량 존재한다. 그러므로 올리브유에 의해 다른 제제의 침투를 증가시킬수 있다. 건조 피부는 주의해야 한다. 올리브 원유는 올리브의 압출을 통해 얻은 첫 번째의 생산물이며, 다른 기름보다 polyphenol의 비율이 높다. 올리브유는 다양한 병변(아토피 피부염, 진균 · 세균 감염, 건선, 피부암)에서 식물 병합(꿀, 밀납, 알로에 등) 치료의 중요한 재료이다.

그림 3-9
올리브 열매

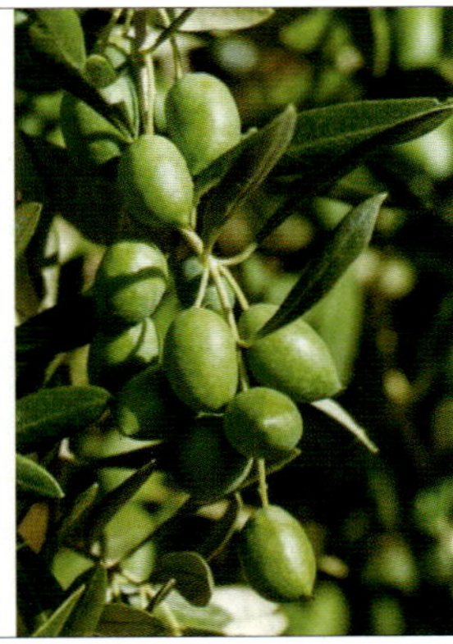

장 · 단점

올리브 오일은 항산화 성분이 풍부하지만, 건조 피부 환자에게 피부 장벽 손상을 유발하며, 기름진 느낌은 단점이다.

7) 사플라워 오일 Safflower Oils

화학적 특성

Linoleic acid(LA)는 홍화유 씨앗의 가장 중요한 구성 성분이며, 피부에 긍정적인 효과를 제공하는 구성 성분으로 알려졌다(표 3-4). 홍화유 기름에서 LA는 가장 풍부하게 존재한다. 피부 장벽 기능과 수분 유지에 중요한 기능을 담당하는 ceramide 생성에 필수적이다. LA는 인체 내부에서 생성되지 않으므로, 식이로 섭취해야 한다. LA를 도포하면 피부 장벽을 강화시키며, 표피의 수분 손실을 억제한다.

표 3-4
Safflower oil 장 · 단점

장점	단점
Linoleic acid가 풍부하다.	경미한 여드름을 유발한다.
장기간 공기에 노출되지 않으면 안정적이다.	기름기가 많으므로, 지성 피부는 거부감이 있다.
독성이 없다.	효과에 대한 정보가 부족하다.
항염증 효능이 있다.	
주사(rosacea) 치료에 도움이 된다.	
타 성분을 비활성화 시키지 않는다.	

LA는 염증 조절에 중요한 역할을 담당하는 γ-linolenic acid(GLA)의 생성에 중요한 요소이다. 염증성 eicosanoid(prostaglandin, thromboxane, leukotriene)의 생성에 관여한다.

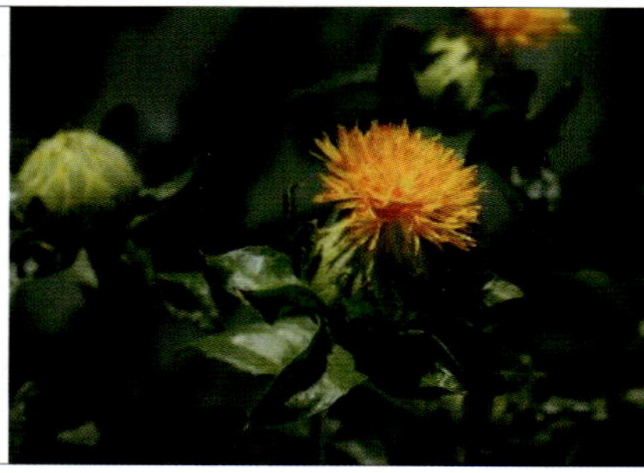

그림 3-10
홍화

안전성/안정성

홍화유를 섭취하여도 독성이 없으며, 현재까지 국소 도포에 의한 부작용은 보고되지 않았다. 그러나 *Asteraceae* 또는 *Compositae* 과에 의한 접촉성 피부염과 관련이 있으므로, 홍화유의 국소 도포에 의한 피부염이 유발될수 있다. 홍화유는 식물의 씨앗에서 추출되므로, 해충에 의한 오염이 발생할수 있다. 인도에서 홍화유 씨앗의 aflatoxin 오염이 보고되었으나, 미국에서 재배된 식물 씨앗은 일반적이지 않다. 희석되지 않은 홍화유는 첩포 시험에서 피부 자극을 일으킬수 있으나, 홍화유가 함유된 제품에 의한 접촉 피부염은 매우 드물다. 홍화유는 광독성 반응이 없다. 그러므로 Cosmetic Ingredient Review panel은 홍화유를 안전한 재료로 간주하고 있다.

제형에 관한 고려 사항

홍화유는 상온에서 액체로 존재하며, 지방이나 기름 용액에 녹는 특성이 있다. 공기에 장기간 노출되지 않으면 산화에 저항성이 있으나, 산화가 유발된 제품은 굳으며 변질된다. Oleic acid의 농도가 증가할수록 홍화유의 안정성, 산화의 저항성은 높아진다.

사용법에 관한 고려 사항

홍화유는 지방산 구성과 비율에 따라 다른 제제의 피부 투과에 영향을 줄수 있다.

장 · 단점

사플라워 오일은 linoleic acid가 풍부하며, 장기간 공기에 노출되지 않으면 안정적이다. 독성이 없으며, 항염증 효능이 있고, 피부를 투과할 수 있다. 주사(rosacea) 치료에 도움을 주며, 다른 원료를 비활성화 시키지 않는다. 경미한 여드름을 유발시키며, 효과에 대한 정보가 부족하다. 기름기가 많으므로 지성 피부는 거부감을 느낀다.

8) 타누마 오일 Tamanu Oils

화학적 특성

상처 치유에 관여하는 *C. inophyllum*의 성분은 다양한 폴리페놀을 비롯하여 calophyllolide, calophyllic acid, inophyllum이다. 다수의 성분은 항독소 효과가 있다. *C. inophyllum*은 항독소 작용을 하는 vitamin E의 한 형태(δ-tocotrienol)를 함유한다. Calophyllolide 및 calophyllic acid는 tamanu oil의 항균, 항염증 효과가 존재하는 coumarin 유도체이다. 다양한 인지질은 tamanu oil의 구성 성분이다(표 3-5).

표 3-5
Tamanu oil 지질 성분

· General Lipid Composition	· Glycolipids
Neutral lipids 92.0%	Monogalactosyldiacylglycerol 11.4%
Glycolipids 6.4%	Acylated sterolglucoside 13.1%
Phospholipids 1.6%	Monogalactosylmonoacylglycerol 22.2%
· Neutral Lipids	Acylmonogalactosyldiacylglycerol 53.3%
Monoacylglycerols 1.8%	· Phospholipids
Sn-1, 3-Diaglycerides 2.4%	Phosphatidylethanolamine 46.3%
Sn-1, 2(2,3)-Diaglycerides 2.6%	Phosphatidylcholine 33.8%
Free fatty acids 7.4%	Phosphatidic acid 8.1%
Triacylglycerols 82.3%	Phosphatidylserine 6.1%
Sterols, sterolesters, hydrocarbons 3.5%	Lysophosphatidylcholine 5.7%

안전성/안정성

Tamanu oil에 의한 알레르기성 접촉 피부염이 발생한 1예가 보고되었다. 식물의 성숙한 열매, 속씨, 액즙, 유백색 액은 독으로 사용된다. 사모아인은 액즙을 화살에 묻혀 사용하였다. 유백색 액이 눈에 접촉되면 실명을 유발한다. 그러나 지역 환경을 파괴하지 않는다.

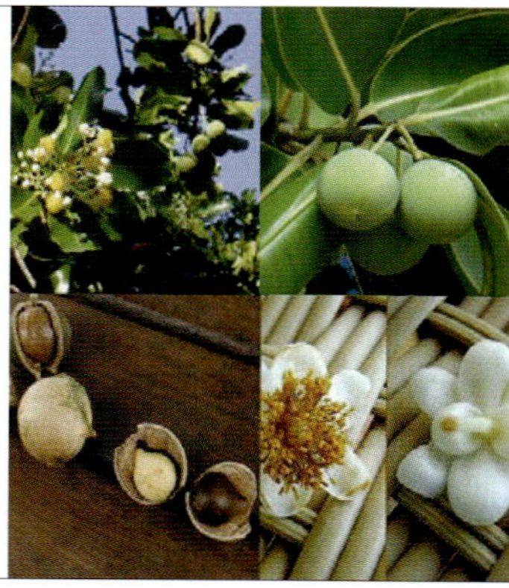

그림 3-11
Tamanu

제형에 관한 고려 사항

Tamanu oil은 씨앗 · 열매로부터 추출되며, 비타민 E에 의해 안정화된다. Tamanu oil은 시원하고 건조한 장소에서 약 5년간 보관할수 있다.

사용법에 관한 고려 사항

Tamanu oil은 lomi lomi 마사지에 사용하며, 비누로 제조하거나 피부 관리용 제품의 제제로 사용한다. Tamanu oil은 oleic acid, linoleic acid, 기타 지방산을 함유하고 있다. 지방산은 밀폐 작용과 연화 작용이 있다. Tamanu oil의 건조 피부에 대한 효과를 평가한 연구는 없다. 그러나 건조하고 염증이 동반된 피부에 대해 긍정적 효과를 지지하는 자료가 있다.

장 · 단점

타마누 오일은 자외선 차단 기능, 항염증, 항균 효과, 상처 치유 능력, 건조한 피부에 발생한 여드름 치료에 효과가 있다. 그러나 피부제 효능을 입증하는 연구가 적으며, 일부의 식물에서 독성이 존재하며, 기름진 느낌을 준다.

9) 페트롤라툼(바세린) Petrolatum

화학적 특성

Petrolatum은 37°C(99°F)의 녹는점을 가진 고급 지방족 탄화수소의 친수성 혼합물이다. 지방족 탄화수소는 육생 식물과 곤충을 보호한다. Petrolatum은 사람의 피부에 보호 효과가 있다. 기저귀 발진, 튼 입술의 예방 및 상처의 보호제로 사용되었다. 미용 목적으로 사용되는 petrolatum 젤리는 United States Pharmacopeia(USP), British Pharmacopeia(BP), European Pharmacopeia(Ph. Eur) 등급에 의해 결정된다. 등급은 규제에 의한 다양한 인체 시험 방법 및 범위, 천연 물질 정제, petroleum 젤리 정제 과정, 의학적 치료 목적에 의해 결정된다. Environmental Protection Agency's Toxic Substances Control Act(TSCA) Inventory Number(8009-03-8)은 petrolatum을 "탈랍(dewaxing) 파라핀 오일에서 추출한 반고형 탄화 수소의 복잡한 조합이며, 포화 결정체와 탄소 수(C_{25} 이상)가 주를 이루는 액체 탄화 수소로 구성되어 있다."고 정의하였다. Petrolatum의 우수한 밀폐 기능은 단단한 장애물을 쌓고 정렬하는 적당한 길이의 알킬 체인이 존재하기 때문이다. 물질이 옆으로 퍼지는 현상을 억제하는 높은 점도는 petrolatum을 적용시킨 부위에 두꺼운 층을 형성한다. 높은 점도는 현저한 밀폐 기능이 있으나, 순응도가 낮으므로 다른 성분에 비해 미용적으로 우수하지 않다. 피부 표면의 밀폐막은 콜레스테롤과 지질 합성 증가, 층판소체 형성, DNA 합성과 연관된 여러 단계의 장벽 회복을 차단함으로써 지방 합성과 장벽 기능을 방해한다. 그러나 국소 도포한 petrolatum은 장벽 기능을 억제하지 않는다.

안전성/안정성

타 성분과 반응하지 않으므로 안정성이 높다. 물질의 근원 때문에 잠재적인 독성 및 부작용과 관련된 petrolatum의 안전성에 대한 문제가 제기되었다. Petrolatum의 순도 시험은 다핵 방향 탄화 수소에 대한 분석을 시행한다. 사람 뿐만 아니라 동물에서 particular condensed polynuclear aromatic(PNA) compound는 암을 유발한다.

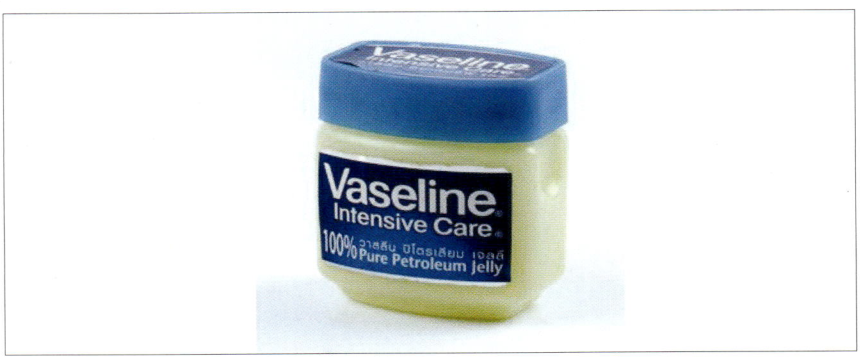

그림 3-12
Petrolatum

FDA는 1960년대에 petrolatum과 petroleum wax의 PNA 함유량을 최소화하는 방법을 개발했다. 장기간의 동물 실험에서 경구 투여한 petrolatum은 발암 물질이 아니라는 결과가 보고되었다. 소수의 실험에서 매우 작은 비율의 petrolatum 탄화수소가 Fisher 344 쥐에 흡수되었다. 간 · 장간막 림프절은 탄화수소의 축적 장소였으며, 이물질에 의한 전형적인 면역 반응을 일으켰다. 모든 동물에게 petrolatum을 식이에서 제외하면 성공적으로 이물질이 제거되었다.

Petrolatum은 면포를 유발하지 않는 물질이며, petrolatum에 의한 알레르기성 접촉 피부염이 매우 드물게 보고되었다. 대부분의 피부과 의사는 petrolatum을 비감작 물질로 간주하고 있다. Petrolatum을 포함한 혼합제는 화학적 분해가 적고, 혼합되었을 때 용량 변화가 낮으므로 우수한 안정성이 있다.

제형에 관한 고려 사항

약품에 사용된 petrolatum은 활성 또는 비활성 성분이다. 활성 성분에 대해 "carrier" 또는 "vehicle" 역할을 담당한다. Petrolatum은 처방전 없이 구입할수 있는 활성 성분이다. Petrolatum은 유통 기간이 길다. 산화 저항력이 있으며, 화학적 분해가 적게 이루어지기 때문이다. 지용성 물질의 전달 시스템 및 liposomal 포뮬레이션에 이용된다. USP는 petrolatum 농도, 녹는점, 두 종류의 모노그래프에서 최대 색조의 범위를 정하고 있다(White Petrolatum USP, Petrolatum USP).

카테고리의 기본적인 차이점은 색조이다. White Petrolatum USP는 경미한 노란색을 나타내며, Petrolatum USP는 노란색이 뚜렷하다.

사용법에 관한 고려 사항

Petrolatum은 수분 수증기 손실(water vapor loss)에 저항력이 있다. Petrolatum은 기름진 촉감이 있으므로 미용적으로 적합하지 않다. 흔하게 사용되는 기타 밀폐 성분은 paraffin, squalene, dimethicone, soybean oil, grapeseed oil, propylene glycol, lanolin, beeswax가 있다.

Petrolatum은 석유(천연 기름)에서 추출한 탄화수소의 순수 혼합물이다. Petrolatum의 탄화수소 분자는 산화를 막으므로 유통 기한이 길다. 1995년, Mao-Qiang 등은 petrolatum과 생리적 지질 혼합물의 장벽 회복 기능을 비교하였다. Petrolatum은 각질층에 국한되지만, 생리적 지질(콜레스테롤, 자유지방산, 세라마이드)는 장벽을 통과하였고 세포 기관까지 침투하였다. 중요한 점은 생리적 지질에 의한 피부 장벽의 회복은 약 2시간이 소요되지만, 외용 petrolatum은 수분 내에 장벽 기능을 호전시킨다. 각질세포가 지질을 흡수하고, 층판소체로 이동하는 시간이 길기 때문이다. 한랭에 노출된 피부(층판소체 형성이 늦음)에서 즉각적인 장벽 회복을 유도한다.

Petrolatum은 가장 좋은 밀폐 기능이 있는 보습 성분이므로 밀폐 효능을 비교하는 중요한 표지자이다. 너무 기름지고 미용적으로 우수하지 못하므로 순응도가 낮다. 따라서 petrolatum은 기름진 촉감을 최소화시키는 다른 성분과 혼합하여 사용한다.

장 · 단점

Petrolatum은 가장 효과적인 밀폐제 성분이며, 저렴하고 매우 안정적이다. 올리브 오일에 비하여 수분 증발율을 약 170배 정도 억제한다. 1872년 부터 피부 관리용 제품에 사용된 밀폐제이다. 다른 성분을 불활성화시키지 않는다. 기름진 사용감, 자외선에 대한 민감도 증가, 성분이 제거되면 효과 소실 및 다른 성분의 투과를 억제하는 단점이 있다.

10) 디메치콘/실리콘 Dimethicone/silicone

화학적 특성

Nair에 따르면, dimethicone은 trimethylsiloxy 기가 끝에 존재하며, 메틸기로 포화된 선상의 siloxane polymer의 액체 혼합물이다. Silica 분자와 산소 분자를 연결하는 siloxane 결합에 의해 silicone은 열과 산화에 대해 매우 안정적

그림 3-13
Dimethicone 화학 구조식

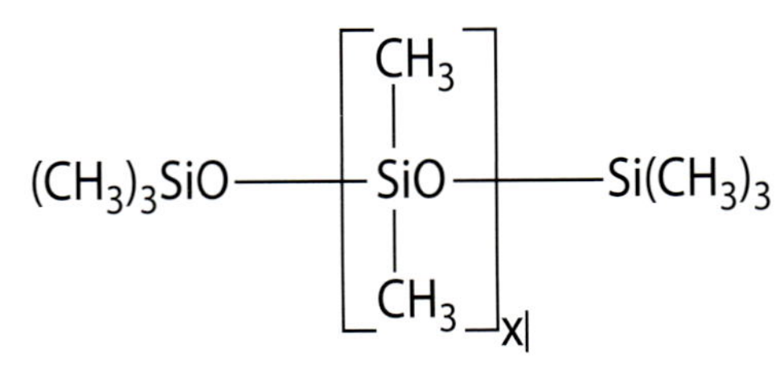

이다. 화장품에 사용되는 silicone은 냄새 · 색 · 독성이 없으며, 물에 섞이거나 녹지 않으므로 방수성 제형(water-resistance formulation)에 적합한 원료이다.

안전성/안정성

Cosmetic Ingredient Review(CIR, 화장품 원료 평가위원회)에 따르면 dimethicone과 silicone은 분자량이 매우 높기 때문에 도포에 의해 전신적으로 흡수될 가능성은 없다. CIR에 의해 안전한 것으로 평가된 silicones 계통의 원료는 stearoxy dimethicone, dimethicone, methicone (a linear monomethylpolysiloxane), amino bispropyl dimethicone, aminopropyl dimethicone, amodimethicone, amodimethicone hydroxystearate, behenoxy dimethicone, C_{24}–C_{28} alkyl methicone, C_{30}–C_{45} alkyl methicone, C_{30}–C_{45} alkyl dimethicone, cetearyl methicone, cetyl dimethicone, dimethoxysilyl ethylenediaminopropyl methicone, hexyl methicone, hydroxypropyl dimethicone, stearamidopropyl dimethicone, stearyl dimethicone, stearyl methicone, vinyldimethicone이 있다.

Dimethicone, silicone은 면포를 유발하거나 접촉 피부염을 일으키지 않으나, 경미한 안구 자극을 일으킬수 있다. 유전 독성 시험에서 음성이었다. 이산화탄소, 물, silicic acid 등으로 분해되므로 환경에 문제가 없다. 타 약물의 피부투과에 영향이 없다.

제형에 관한 고려 사항

Dimethicone은 다양한 점도로 만들어지며, 제형에 미끄러움과 발림성을 부가한다. 보습제, 자외선 차단제와 같은 화장품 뿐만 아니라 모발용 제품 및 "오일-프리" 제품에서 흔히 사용되고 있다. 미국 FDA에 의해 피부 보호 성분으로 승인되었으며, 제품 표기 사항에서 활성 성분으로 표시하지 않아도 된다.

사용법에 관한 고려 사항

Dimethicone은 다른 약물의 피부 투과에 영향을 미치지 않는다. 보습제에서 두 번째로 흔히 사용되는 성분이며, dimethicone은 피부 관리용 제품에서 매우 중요한 역할을 한다. 오일-프리 보습제에 사용하는 대체 성분이며, 피부 표면의 피지를 잡아주는 효과가 있으므로 얼굴의 번들거리는 현상을 막아준다. 그러므로 오일 콘트롤 제품에서 흔히 사용되고 있다. 그러나 dimethicone은 지성 피부 유형에게 미끈거리는 느낌을 제공한다. 많은 연구에 의하면 dimethicone은 면포를 유발하지 않았다. 그러나 저자의 경험에 의하면 dimethicone이 함유된 제품을 사용한 이후에 세안(취침전)하지 않으면 먼지와 피지가 모공을 막을 수 있다. 그러므로 제품을 사용하기 전에 먼지와 피지를 깨끗하게 제거하고, 사용 후에 얼굴을 세안해야 한다. 세안 후에 실리콘이 함유된 제품의 재사용은 무관하다. Dimethicone은 다양한 제품에 사용되고 있으며, 적절한 세안을 시행하면 안전하고 유용한 원료이다.

장 · 단점

Dimethicone/silicone은 경표피 수분 손실을 억제하는 경미한 효과가 있으며, 가격이 저렴하다. Petrolatum에 비해 덜 끈적거리며, 물에 녹지 않으나 물을 투과시킨다. 알레르기 유발 가능성이 낮고, 피지와 섞이지 않으며, 미국 식품의약품 안전청의 허가를 받은 원료이다. 그러나 petrolatum에 비해 효과는 낮으며, 피부 표면에 피지를 축적시킨다. 다른 성분의 투과를 억제하며, 깨끗이 세정하지 않으면 피부의 모공을 막는 단점이 있다.

4. 장벽 회복용 성분

1) 개요

피부 장벽은 표피에서 수분 손실을 억제하는 기능이 있다. 장벽 기능은 경표피 수분 손실(transepidermal water loss: TEWL, 피부 표면을 통한 물의 증발 현상)을 제어한다. TEWL은 땀이나 호흡과 차이가 있다. 피부 장벽 기능이 손상되면서 공기 중으로 물이 많이 빠져나가면 경표피 수분 손실이 증가한다. 피부 장벽은 경표피 수분 손실을 낮추고, 자극 물질이나 알레르겐 등의 외부 물질의 침입을 막아주는 역할을 한다. 장벽 기능이 손상된 피부는 접촉 피부염, 자극 피부염, 감염 등이 호발된다. 피부 장벽 손상은 다양한 요인에 의해 유발된다. 세제, 아세톤, 물리적 마찰, 자외선 노출, 지속 및 반복적 수화(물에 노출), 고지혈증 치료제(콜레스테롤 합성 저해 약물), 저지방 식이, 유전적 원인(filaggrin 유전자 변이 등)에 의해 유발된다.

피부 장벽 기능은 표피의 가장 바깥층(각질층)에서 각질형성세포를 감싸고 있는 세포간 지질층이 담당한다. 각질층의 각질세포간 지질은 표피 아래쪽(과립층)에서 생성된 층판소체(lamellar bodies)에 의해 형성되고, 세라마이드 50%, 콜레스테롤 25% 및 15%의 자유 지방산으로 구성되어 있다.

각질세포간 지질 성분을 도포함으로써 피부의 장벽 기능을 개선하고 피부 보습을 강화하는 방법에 대한 다양한 연구가 진행되고 있다. 보습제에서 중요한 지질 성분의 비율이 적절하게 유지되면 피부 장벽 기능 회복에 도움이 된다. 세라마이드 · 콜레스테롤 · 지방산의 몰비가 1:1:1이면 손상된 장벽 기능을 회복시키는 효과 있으나, 1종의 단독 또는 2종의 혼합물은 효과가 없다. 세 성분의 몰비가 3:1:1, 1:3:1, 1:1:3 등 1종의 성분비가 3으로 높아지면 1:1:1의 동일한 비율과 유사하게 장벽 기능 회복을 촉진시킨다.

외부에서 도포한 지질의 효과

피부에 지질을 도포하면 지질은 표피로 흡수되고, 세포 내부로 전달된 후에 골지소체(Golgi apparatus)에서 층판소체(lamellar body)로 유입된다. 층판소체의 지질은 각질층으로 분비되면서 새로운 라멜라 층을 형성한다. 이러한 지질의 *de novo* 합성은 피부 장벽 회복에서 매우 중요한 기전이다.

층판소체(Odland body)는 피부 장벽 기능에서 매우 중요한 역할을 담당한다. 층판소체는 다양한 지질 성분과 지질 분해 효소를 각질층으로 전달한다. 전달된 지질 분해 효소는 sphingomyelin(스핑고미엘린), glycosylceramide(당화세라마이드), phospholipids(인지질), cholesterol sulfate 등과 같은 다양한 지질 성분을 분해한다. 이후에 각질세포간 지질의 라멜라 구조 형성에 필요한 세라마이드, 자유지방산, 콜레스테롤의 형태로 전환된다. 이러한 세포외 변환 과정은 pH 및 아직 밝혀지지 않은 다양한 기전에 의해 조절된다. 콜레스테롤은 피부 장벽 회복에 중요한 역할을 담당한다. 콜레스테롤의 함량이 낮으면 peroxisome proliferator activated receptor(PPAR) 및 retinoid X receptor(RXR)가 ATP-binding cassette transporter A1(ABCA1)의 발현을 증가시킨다.

ABCA1은 콜레스테롤의 세포외 분비를 조절함으로써 각질형성세포의 세포막을 통한 콜레스테롤 이송을 촉진한다.

내부에서 생성된 지질의 효과

표피 기저층에 존재하는 각질형성세포는 혈액 또는 체액의 콜레스테롤을 흡수할 수 있으나, 표피에서 대부분의 지질이 형성된다. 외부에서 도포한 지질은 각질형성세포로 흡수되며, 과립층에서 층판소체로 유입된다. 각질층에 존재하는 지질 합성은 세가지의 속도 제한 효소(rate limiting enzymes)가 관여한다.

콜레스테롤 합성은 3-hydroxy-3-methylglutaryl coenzyme A(HMG CoA) reductase, 지방산은 acetyl Co-A carboxylase (ACC)와 fatty acid synthase가 관여한다. 세라마이드 합성은 serine palmitoyl transferase(SPT)가 전체 합성 속도를 결정하는 역할을 담당한다.

피부 장벽 기능이 손상되면 이러한 효소의 활성이 증가하면서 각질층간 지질을 보충한다. 이와 함께 sterol regulatory element-binding proteins(SREBPs) 등의 전사 인자(transcription factors)는 콜레스테롤과 지방산의 합성을 조절한다.

표피 스테롤 함량이 감소하면 단백질 분해 과정에 의해 SREBPs가 활성화되면서 세포 핵으로 들어가며, 유전자를 활성화시킴으로써 콜레스테롤, 지방산 합성 효소의 생성을 증가시킨다. SREBPs는 SREBP-1a, 1c 및 SREBP-2의 3가지 아형이 존재한다. 인체 피부의 각질형성세포는 SREBP-2가 가장 많으며, 콜레스테롤과 지방산 합성에 관여한다. 그러나 세라마이드 합성에 SREBP가 관여하지 않는다.

지방산(Fatty acids)

지방산은 표피의 소수성(hydrophobic) 성질을 부여하는 중요한 역할을 담당한다. 크림 제형에 지방산을 투입하면 pH는 약 알칼리성(7.5~9.5)으로 변한다. 지방산의 특성과 지방산으로부터 만들어진 지질의 특성은 지질 포화도와 탄소 길이에 의해 좌우된다. 이중 결합의 지방산은 불포화 지방산으로 분류되며, 이중 결합이 없는 지방산은 포화 지방산이다.

지방산은 직쇄기(aliphatic chain)의 길이에 의해서 분류한다. 단쇄(short-chain) 지방산은 6개 이하의 탄소수를 가진 직쇄기 지방산이고, 장쇄 지방산(long-chain)은 13~21개의 탄소수를 가진 직쇄기 지방산이다. 6~12개 탄소는 중쇄 지방산(medium-chain)으로 분류되며, 초장쇄 지방산(ultra long-chain)은 22개 이상의 탄소수를 가진 지방산이다.

피부에 존재하는 불포화 지방산은 올레인산(oleic acid), 리놀레익산(linoleic acid), α-리놀렌산(α-linolenic acid), 아라키돈산(arachidonic acid) 등이 있다. 포화 지방산은 팔미틱산(palmitic acid), 스테아릭산(stearic acid) 등이 있다. 피부 장벽 회복에 관여하는 지방산의 역할에 대한 연구 결과에 의하면 리놀레익산, 팔미틱산, 스테아릭산을 도포하면 두시간 이내에 장벽 기능이 회복된다. 주목할 사항으로서 지방산 성분은 항염증 효능을 가지고 있다. 옥수수 기름, 해바라기씨 기름, 참 기름, 잇꽃 기름 등에 함유되어 있는 linoleic acid는 PGE_1으로 알려진 프로스타글란딘(prostaglandin)을 생성하며, PGE_1은 항염증 및 면역 증강 효과가 있다. 아라키돈산(arachidonic acid)은 PGE_2와 더불어 강력한 염증 유발 물질(leukotriene)을 합성한다. 아라키돈산은 식물성 기름에 미량 존재하지만, 고기 · 달걀 · 유제품 등의 동물성 제품에 다량 포함되어 있다.

세라마이드(Ceramide)

세라마이드 1은 피부에서 가장 중요한 형태의 세라마이드이며, 리놀레익산을 포함하고 있다. 세라마이드는 고가이므로 피부에서 세라마이드의 합성을 촉진시키는 리놀레익산을 원료로 사용한다. 리놀레익산은 다양한 식물성 기름, rapeseed, 견과류, 콩류, flaxseed 등에 포함되어 있다. 지방산과 콜레스테롤을 적절한 비율로 혼합하지 않고 세라마이드를 단독으로 피부에 도포하면 피부 장벽은 손상되며, 경표피 수분 손실이 증가한다.

콜레스테롤(Cholesterol)

콜레스테롤은 음식물에 흔히 존재하며, 다양한 보습제에 포함되어 있다. 그러나 피부의 각질형성세포에 존재하는 대부분의 콜레스테롤은 각질형성세포에서 생성된다. 콜레스테롤은 효소[cholesterol sulfotransferase type 2B isoform 1b(SULT2B1b)]에 의해 만들어지며, HMG CoA reductase 효소에 의해 합성 속도가 결정된다. 세라마이드와 마찬가지로, 다른 각질세포간 지질과 적절한 비율로 혼합하지 않고 콜레스테롤 에스테르를 보습제에 사용하면 피부 장벽 기능을 손상시킨다.

장벽 손상

피부 장벽 손상은 각질층에서 지질 다중층을 구성하는 세라마이드, 콜레스테롤, 자유 지방산에 변화가 생길 때 나타난다. 각질세포간 지질 다중층의 삼차원적 구조는 피부 장벽 기능에 매우 중요한 역할을 하며, 다양한 요인이 구조와 기능에 영향을 미친다. 콜레스테롤 함량은 고지혈증 치료제(static)에 의해 감소된다. 계면 활성제, 마찰, 자외선, 장기간 물에 노출되거나 표백제에 노출되면 각질세포간 지질 성분이 손상되거나 감소한다. 스트레스, 혈중 코티솔 농도가 상승하면 피부 장벽을 손상시킨다.
특정한 성분은 피부 장벽 기능을 손상시킨다. Propylene glycol과 같은 용매는 지질의 유동성(fluidization)을 높이거나 지질 소실을 유발하므로 장벽을 손상시킨다. 10~12개의 탄소수를 지닌 알킬기에 극성기가 결합된 성분은 피부 투과를 높인다. 세라마이드 1 또는 4에 존재하는 리놀레익산 대신에 올레인산이 결합되면, 각질세포간 지질막 내에서 올레인산이 뭉쳐있는 구조를 형성한다. 그러므로 정상 피부 지질에 비해 유동성이 높고, 물질 투과율이 높은 구조로 변한다.
불포화 지방산은 피부 투과를 높이는 효과가 있으나, 18개의 탄소수가 존재하면 가장 높은 투과율을 나타낸다. Trans 구조의 불포화 지방산은 포화 지방산에 비해 구조 변형의 효과가 높지 않다. 그러나 구부러진 cis 구조의 불포화 지방산은 세포간 지질 구조를 바꾸는 효과가 있다.
자유 지방산의 유도체는 투과 증진제로 개발되어 왔다. 각질층의 각질세포와 각질세포간 지질은 "벽돌과 시멘트" 구조로 설명한다. 각질세포는 벽돌이며, 세라마이드 · 콜레스테롤 · 자유 지방산과 같은 각질세포간 지질은 시멘트에 해당한다. 복잡하게 조절되는 다양한 기전이 "Brick and Mortar" 구조를 만드는데 관여하며, 여러가지 요인에 의해 기능이 손상된다.

2) 세라마이드 Ceramide

화학적 특성

세라마이드는 긴 탄화수소체의 아미노 알코올과 지방산이 아미노 결합으로 이루어져 있으며, 스핑고이드 백본은 탄화수소 16~20, 지방산은 탄화수소 16~36으로 이루어져 있다(그림 3-14). 세라마이드는 세포막의 구성 성분으로 작용하며, 스핑고지질의 백본이다. 세라마이드는 대사체로 대사되어 세포 기능을 조절한다. 피부에서 세라마이드는 각질층의 표피 투과 장벽의 주요 구성 요소이다. 세라마이드의 종류는 스핑고신, 파이토스핑고신을 비롯한 4종류의

sphingoid에 N-acylation을 통해 연결되는 3종류의 지방산에 따라 12가지 세라마이드로 분류된다.

세라마이드는 단독으로 존재할수 있으나, 대부분의 경우에 sphingolipid와 같은 소수성 구조를 지닌 형태이다. Involucrin과 같은 각질세포외막(cornified envelope) 단백질에 공유 결합된 형태의 세라마이드 A, B의 존재가 규명되었다. 피부에 존재하는 모든 세라마이드는 층판소체에서 분비되는 glucosylceramide(GC) 전구체에서 생산된다. 최근의 연구 결과에 따르면 sphingomyelin 전구체와 acylceramide, acylglucosylceramide 등에 의해서 생성된다. 세라마이드는 극성(polarity), 분자의 구성 형태에 따라 분류된다. 세라마이드는 long chain amino alcohol sphingoids 분자와 자유지방산의 아미드 결합에 의해 만들어진 물질이다. 다양한 세라마이드의 종류는 sphingoids 분자의 구조에 따라 sphingosine(S), phytosphingosine(P), 6-hydroxysphingosine(H)로 구분한다. 결합된 지방산의 구조에 따라 α-hydroxy(A) 또는 non-hydroxy(N), ω 위치에 리놀레익산이 결합된 형태(E)로 분류한다(그림 3-15). 세라마이드 1은 비극성 분자이며, 리놀레인산을 포함하고 있다는 점에서 독특한 분자이다. 세라마이드 1의 독특한 분자 구조는 일종의 리벳(rivet) 형태로 작용하며, 각질세포간 지질에서 일정한 주기가 존재하는 다중층 구조를 나타낸다. 세라마이드 1, 4, 9은 피부 장벽의 완전성(integrity) 유지에 중요한 역할을 하며, 피부의 지질 장벽에서 중요한 리놀레인산을 제공한다. Sphingomyelin에서 유래한 세라마이드(세라마이드 2, 5)는 각질층의 완전성을 유지하는데 필수적이다. 합성 세라마이드 또는 유사 세라마이드는 천연 세라마이드와 동일하게 hydroxy기와 두 개의 알킬기, 아미드 결합을 하고 있다. 다양한 유사 세라마이드 [N-(3-hexadecyloxy-2-hydroxypropyl)-

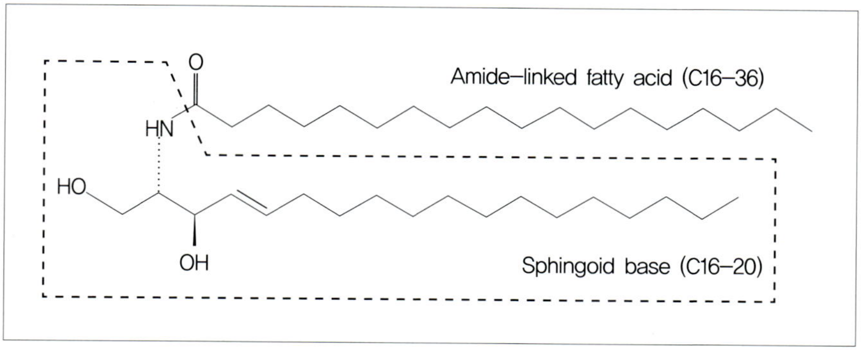

그림 3-14
Ceramide 기본 구조

N-2-(hydroxyethylhexadecanamide(PC-104), N-2(hydroxyethyl)-2-pentadecanolyhexadecanamide (Bio391)]는 각질세포간 지질에서 관찰되는 지질 다중층 구조를 만들 수 있다. 그 외의 유사 세라마이드는 myrystoyl/palmitoyl oxostearamide/arachamide MFA(Ceramide 9S), myrystoyl/palmitoyl oxostearamide/arachamide serinol (Ceramide 5SP) 등이 있다.

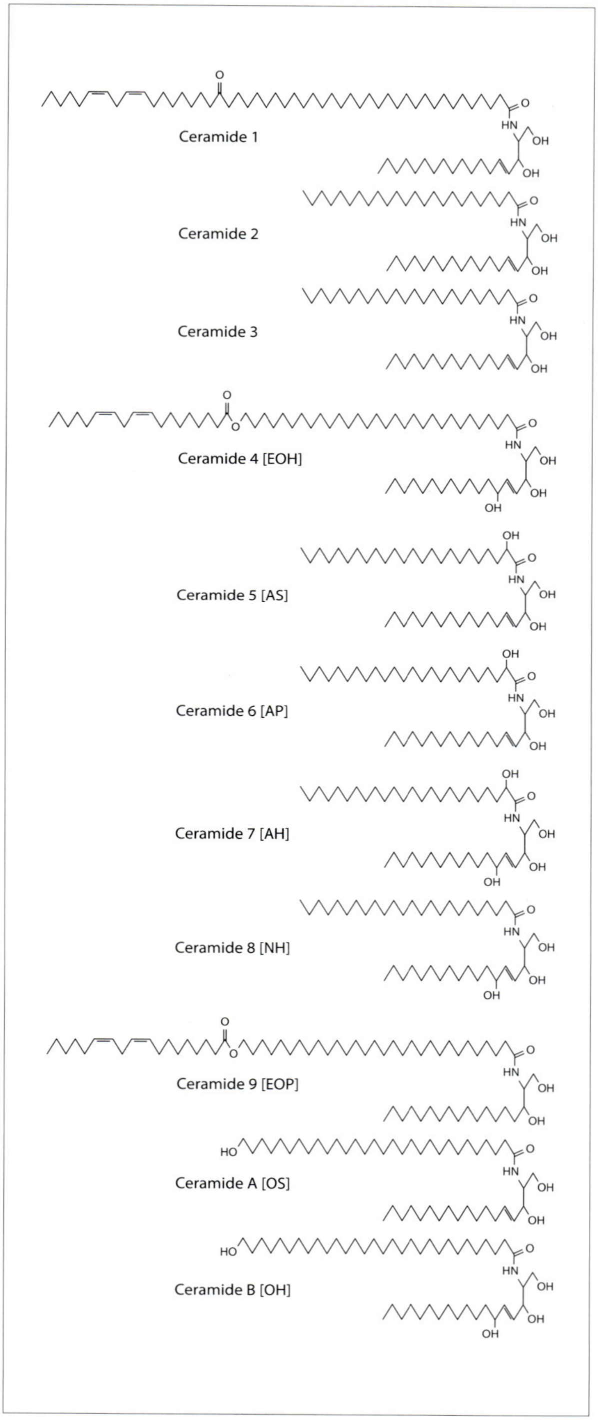

그림 3-15
세라마이드 화학 구조식

안전성/안정성

초기에 사용한 세라마이드 원료는 소와 같은 동물의 뇌나 척수에서 추출한 물질이었으나, 광우병 때문에 합성 세라마이드가 등장하게 되었다. 초기의 합성 세라마이드는 매우 고가의 원료였다. 그러므로 밀 배아나 다른 식물성 원료에서 합성된 새로운 형태의 천연 세라마이드 원료를 선택하게 되었다.

세포 내부의 세라마이드 함량이 높아지면 세포 독성을 유발하며, 세포 성장을 억제하고 세포고사를 유도한다. 합성 유사세라마이드는 천연 세라마이드와 구조가 다르므로, 유사세라마이드의 안전성에 대한 우려가 제기되었다.

2009년, Morita 등은 합성 유사세라마이드 SLE66의 부작용을 연구하였다. SLE66는 동물이나 사람에게 피부 자극이나 감작을 유발하지 않는 것으로 보고하였다. 또한 광독성, 광감작성이 없었다. 경구 투여나 피부 도포에 의해 전신적인 부작용이 나타나지 않는 농도[no-observed-adverse-effect (NOAEL)]는 1,000 mg/kg/day 이라고 보고하였다. 쥐를 이용한 유전 독성 실험 및 배아 독성 연구의 결과에 의하면 경구 투여한 유사세라마이드가 배아 이상형성이나 기타 부작용을 유발하지 않았다.

2012년, Lowe 등은 EpiCeram™ 의 안전성과 순응도를 유아(0~4주)에게 개방, 1상 시험을 6주간 시행하였다. 80%의 엄마는 전체 시험 기간 중에 80% 또는 그 이상에서 매일 도포하였다. EpiCeram™ 이 안전하고, 만족할만한 수준의 순응도를 나타낸다고 보고하였다.

유사세라마이드가 생체의 대사 과정에 관여하는 연구 결과를 소개한다. 2008년, Uchida 등은 화학적으로 서로 다른 구조의 두가지 유사세라마이드와 세포막을 투과할수 있는 짧은 길이의 세라마이드, 천연 세라마이드를 대상으로 세포 성장과 세포고사에 미치는 영향을 연구하였다.

배양된 각질형성세포를 이용한 실험에서 상업적으로 사용되고 있는 세라마이드는 각질형성세포의 성장에 영향이 없으며, 세포 독성은 나타나지 않았다. 그러나 세포막을 통과할수 있는 짧은 길이의 세라마이드는 세포 독성을 나타냈다. 유사세라마이드는 외용제로서 안전성이 있다는 전임상 시험 결과를 뒷받침하였다.

제형에 관한 고려 사항

천연 세라마이드와 동일한 구조의 합성 세라마이드는 매우 고가의 원료이다. 저가의 천연 세라마이드는 소의 신경 조직에서 추출하며, 광우병으로 알려진 bovine spongiform encephalopathy(BSE)의 우려가 있다. 그러므로 합성 유사세라마이드가 많이 사용되고 있다.

세라마이드와 유사세라마이드는 매우 소수성이며, 결정화되는 성질이 강하다. 그러므로 제형의 제조가 어려운 단점이 있다. 세라마이드를 사용하기 위해 유기 용매를 사용할수 있으나, 피부를 건조하게 만든다. 리포좀으로 만들수 있으나, 안정성이 낮다는 단점이 있다. 유중수(oil-in-water) 형태의 에멀젼이 흔히 사용된다. 세라마이드의 중요한 구성 성분(리놀레익산)은 산화에 매우 취약한 특징이 있다.

사용법에 관한 고려 사항

세라마이드를 단독으로 사용하는 경우에 피부 장벽을 손상시킬수 있다. 콜레스테롤, 자유 지방산 성분과 적절한 비율(3:1:1)로 혼합하여 사용해야 한다.

장 · 단점

고가의 세라마이드는 피부 장벽을 강화하여 피부를 촉촉하게 하고 자극 물질에 대한 민감성을 낮춘다. 그러나 자유 지방산, 콜레스테롤과 혼합하여 사용해야만 장벽 기능에 도움이 된다. 동물의 신경 조직에서 추출한 제품은 안전성에 문제가 있다.

3) 콜레스테롤 Cholesterol

화학적 특성

콜레스테롤은 스테로이드 핵 구조가 존재하므로 다른 지질과 매우 다른 화학적 특성이 있다. 스테로이드 핵 구조의 한쪽 끝에 탄화 수소기가 연결되고, 다른 쪽 끝은 hydroxy기가 연결된 형태이다(그림 3-16). 3번 위치의 hydroxy기(친수성 부분)에 의해, 콜레스테롤은 지질 이중막의 표면에 수평으로 배열된다. 이러한 구조적 특성때문에 콜레스테롤은 세포막의 유동성, 유연성, 견고함 등을 조절하는 핵심 성분이다.

세포 내 콜레스테롤의 생합성 경로에서 HMG-CoA에 의한 mevalonic 산의 변환 과정은 초기 속도 조절 단계에 해당된다. 콜레스테롤을 낮추는 약물(lovastatin)은 반응을 억제함으로써 혈중 콜레스테롤 양을 낮출 뿐만 아니라 피부 장벽 회복을 억제한다.

그림 3-16
콜레스테롤 구조. 스테로이드 핵 구조의 한쪽 끝에 탄화 수소기가 연결되고, 다른 쪽 끝은 hydroxy기가 존재한다.

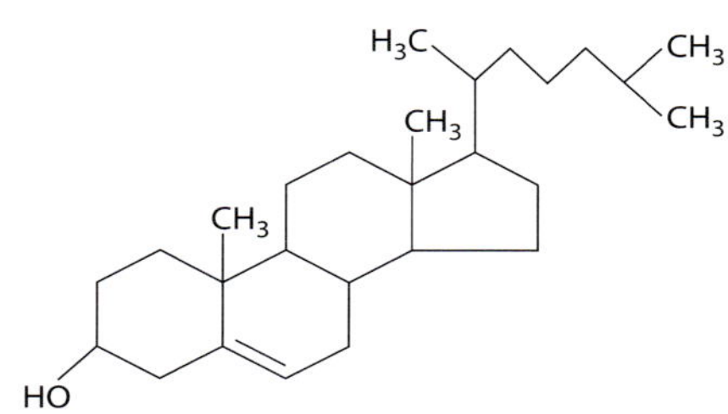

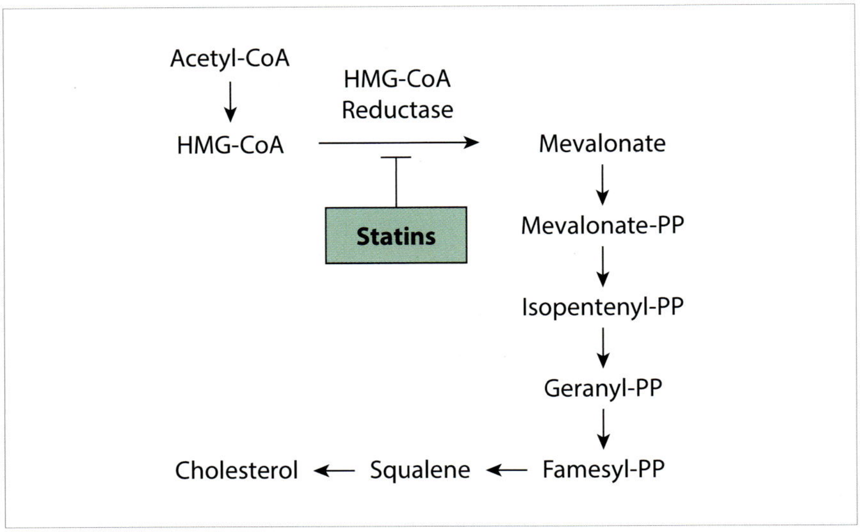

그림 3-17
콜레스테롤 생합성 경로. 콜레스테롤은 Acetyl-CoA에 의해 시작되며, 합성 속도 조절 효소는 HMG-CoA reductase이다. 콜레스테롤 억제제(statin)에 의해 억제된다.

안전성/안정성

피부에 콜레스테롤을 도포하면 혈중 콜레스테롤 양을 높인다는 연구 결과는 보고되지 않았다. 불안정한 구조를 가진 성분이다. 빛과 공기에 민감하므로 빛과 공기에 노출될 경우에 노란색으로 변색되는 특성이 있다.

제형에 관한 고려 사항

콜레스테롤을 단독으로 피부에 도포하면 피부 장벽을 손상시킨다. 일정한 비율의 세라마이드, 지방산과 혼합하여 사용해야 한다.

사용법에 관한 고려 사항

콜레스테롤을 피부에 도포할 필요성이 없다. 각질형성세포는 콜레스테롤을 합성할수 있으며, IL-1α 또는 IFN-γ 등의 사이토카인은 콜레스테롤 합성을 촉진한다.

장 · 단점

콜레스테롤은 생체 내에서 생성되며, 세포막의 유동성과 각화 과정을 조절한다. 그러나 세라마이드, 자유 지방산 없이 단독으로 사용하면 오히려 장벽을 억제한다.

표 3-6
콜레스테롤 합성에 영향을 주는 인자

	중요한 조절 요소	합성 증가	영향 없음
식이			√
피부 장벽 손상		√	
표피 내 칼슘 이온 증가		√	
HMG-CoA reductase 활성	√		
SREBP-2		√	
Mevalonate		√ (HMG-CoA reductase가 없는 경우)	

4) 라놀린 Lanolin

화학적 특성

라놀린은 각질층의 지질과 두가지의 중요한 특징을 공유한다. 첫째, 피부 지질의 중요한 구성 성분에 해당하는 콜레스테롤이 존재한다. 둘째, 2가지의 지질은 생리적인 온도에서 액체 및 고체로 공존한다. 라놀린은 인간의 피지와 비교하면 구성 성분에 큰 차이가 있다. 상업적으로 제조된 라놀린도 동일하다.

구성 성분을 정제하는 기술에 의해 최종 제형의 질과 구조가 결정되며, 라놀린이 포함된 제품은 동일한 활성을 나타내지 않는다. 밀폐제 또는 연화제로 사용하면 일부의 사용자에게 감작 반응이 나타난다. 라놀린은 감작을 유발하는 물질로 간주되므로, 일부의 사람에게 사용할수 없다. 이러한 논란에 의해 제조사는 "lanolin free" 라는 문구를 광고에 활용한다. 논란을 타개하기 위해 Medilan과 같은 저항원성 라놀린을 개발하였으며, 라놀린에 의한 접촉 피부염의 가능성을 낮추었다.

안전성/안정성

화학적으로 안정된 구조를 나타낸다. 라놀린은 지난 수십 년간 알레르기성 접촉 피부염을 유발하는 물질로 간주하였다. 그러나 건조 피부, 울체 피부염이 존재하는 노년층의 취약한 피부 또는 고위험군을 제외하면 흔한 알레르기 항원이 아니다. 2008년, Zirwas와 Stechschulte의 연구에 의하면 보습제(276종)의 10%에서 라놀린이 포함되어 있으며, 9번째의 알레르기 유발 항원이었다.

제형에 관한 고려 사항

식물 유래의 대체물이 제조되었으나, 라놀린은 합성할수 없는 복잡한 구조식을 가진 물질이다. 파라핀, 스쿠알렌, 디메치콘, soybean oil, grapeseed oil, propylene glycol, beeswax 등의 밀폐제와 흔히 병용한다. 라놀린은 미네랄 오일 또는 petrolatum과 유사한 밀폐제 및 연화제이며, 동시에 사용할수 있다.

사용법에 관한 고려 사항

라놀린은 피부를 보습하고 부드럽게 하며, 안전한 성분이다. 라놀린은 피부에 흡수되므로 다양한 화학 물질의 피부 투과를 촉진하기 위해 활용된다. 현대적인 공정을 거친 의약품 수준의 순수한 라놀린은 알레르기 반응이 없지만, 라놀린에 의한 알레르기 피부염 환자를 드물게 경험한다.

동물 추출물을 거부하는 일부의 환자에게 양의 피지선 분비물이며, 양털이 면도에 의해 제거되고, 세정된 울에서 추출됨으로 동물 학대와 무관하다고 설명해야 한다. 최신 공정에 의해 추출된 라놀린은 다양한 건조 피부에 적용할 수 있는 1차적인 밀폐제 및 연화제이다.

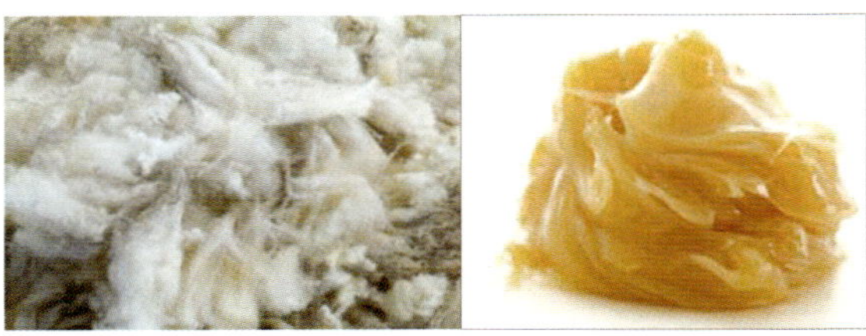

그림 3-18
양모와 라놀린

◈ 참고 ◈

왁스(Wax)는 기원에 따라 동물성, 식물성, 광물성으로 구분한다. 라놀린은 양의 피지선에서 합성되며, ester류의 복합체이다. Beeswax는 또다른 형태의 동물성 왁스이며, hydrocarbon, ester 및 fatty acid의 혼합체이다. 식물성 유래의 왁스는 야자나무(carnauba palm tree)의 잎에서 추출한다.

장 · 단점

라놀린은 효과적인 연화제지만, 화학적 감작을 유발시키는 성분이고, 동물(양)에서 추출하므로 동물 애호가에게 거부감을 줄 수 있다.

5) 스테아릭산 Stearic acid

화학적 특성

Stearic acid는 포화 장쇄 지방산이다. 구조식은 $CH_3(CH_2)_{16}CO_2H$이다. IUPAC는 octadecanoic acid로 명명한다. Cetylacetic acid 또는 stearophanic acid로 알려져 있다. Stearic acid는 oleic acid(일차 불포화 ω-9 지방산)의 포화 지방산 형태이다. Stearic acid는 장벽 기능 강화에 도움이 되지만, oleic acid는 장벽을 파괴한다.

그림 3-19
Stearic acid(포화 지방산) 화학 구조식

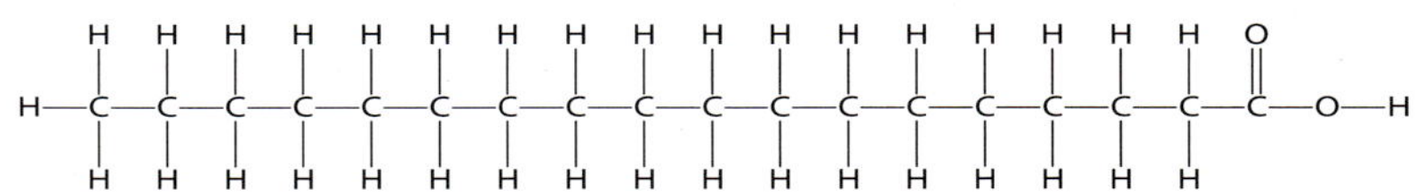

그림 3-20
Oleic acid(불포화 지방산) 화학 구조식

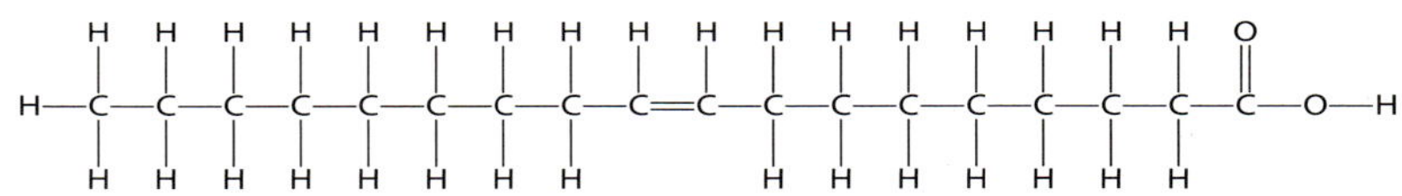

안전성/안정성

스테아릭산은 FDA로부터 도포 제형으로 인증받았고, 일반적으로 안전하다고 알려져 있다. CIR 평가에 의하면 광독성이 없고, 미약하거나 자극이 없는 것으로 알려져 있으며, 발암 및 여드름을 유발하지 않는다. CIR label 등급은 safe(안전)이다. 일반적인 사용 조건에서 안정하지만, 열 · 산화제 · 알칼리성 물질에 반응한다.

제형에 관한 고려 사항

스테아릭산은 제형을 두껍게 하고 안정화시킨다. 함량이 많을수록 실온에서 딱딱해지고, 왁스와 유사한 성상을 나타낸다. Triethanolamine을 중성화시키는 산이며, 알칼리(sodium stearate)와 함께 비누 제조에 사용하며, 유화제로 작용한다.

사용법에 관한 고려 사항

스테아릭산은 비포화 지방산보다 안정적인 포화 지방산이다. 산소, 열에 의해 지방산이 분해되면 불쾌한 냄새를 유발한다. 항산화제와 조합하면 분해 과정을 지연시킨다. 스테아릭산은 피부 장벽을 강화하므로 다른 성분의 투과를 방해할수 있다. 대부분의 제품은 스테아릭산을 함유한 물질(아르간 오일 또는 시어버터 형태)을 병합한다. 장벽 기능을 강화하기 위해 세라마이드와 콜레스테롤과 병용하면 뛰어난 보습 효과가 존재한다.

장 · 단점

스테아릭산은 유화제 · 계면활성제로 활용되며, 세안 후에도 피부 보습을 유지하게 하고, 단가가 저렴하다. 또한 세라마이드 · 콜레스테롤과 함께 장벽 기능을 증진하고, 불포화 지방산보다 안정적이다. 그러나 포화 지방산이므로 경구 투여시 심장병의 위험을 높인다는 논란이 있다.

6) 글리세린 Glycerin

화학적 특성

Glycerol은 3개의 hydrophilic alcoholic hydroxyl group이 존재한다. 그러므로 물에 용해되며, 유연성이 있는 분자이며, 물을 흡수(hygroscopic)한다. 126종의 형태가 존재한다.

안전성/안정성

글리세린은 알레르기 반응을 유발하지 않는 물질이다. 일부의 인터넷 정보에 의하면 글리세린이 피부를 건조하게 한다고 주장하지만, 건조한 환경에서 밀폐제 없이 단독으로 사용된 결과이다. 글리세린을 적절하게 사용되면 피부 보습이 유지된다. 글리세린의 생산 과정은 환경적인 유해 요소가 없다.

그림 3-21
Glycerol 화학 구조식

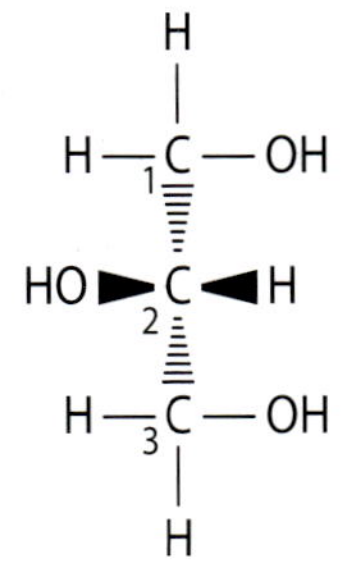

식물과 동물에서 자연 발생하기 때문이다. 다른 성분과 반응하지 않으며, 화학적으로 안정된 성분이다.

제형에 관한 고려 사항

글리세린은 물에 녹는다. 다재 다능한 물질이므로 제형을 쉽게 만들수 있다.

사용법에 관한 고려 사항

글리세린은 다른 성분과 함께 사용할수 있다. 손 · 발의 갈라짐, 건조증에 유용하며, urea 또는 sodium lactic와 유사한 효능이 있다. 장벽 기능을 향상시키지만, 일부에서 피부 투과도를 증진시킨다.

장 · 단점

글리세린은 장벽 기능 향상에 가장 효과적인 함습제이다. 세포간 지질의 응집력을 높이며, 교소체 분해를 촉진하므로 표피 탈락 과정에 관여한다. 상처 회복 및 항균 기능이 있다. Aquaporin-3 channel을 통해 이동하며, 피부의 함습을 24시간 이상 유지시킨다. 장점은 가격이 저렴하며, 비알레르기성 유발 물질이다. 그러나 끈적이는 느낌 때문에 지성 피부 유형은 거부감을 느낀다.

7) 히알루론산 Hyaluronic Acid

화학적 특성

Hyaluronic acid(HA)는 β-glucuronic acid와 N-acetyl-D-glucosamine의

disaccharide(이당류) 반복 구조(polyanionic 다당류) 형태를 나타낸다. 체액이나 조직에 대부분 존재하며(특히 척추 동물의 결체 조직), 피부와 같은 연성 결체 조직의 세포외 기질이다. 외부 충격으로부터 보호하는 역할을 한다. 기원은 인간 · 동물 · 배양으로 얻을수 있으며, 종과 무관하게 구조는 동일하다. HA는 세포 성장, 신호 전달, 세포막 수용체, 접착, 상처 회복 뿐만 아니라 재생, 형태 유지, 기질 형성에 관여하므로 중요한 역할을 한다. 젊은 피부의 HA는 collagen이나 elastin의 주위에 존재하며, 노화가 되면 점차 소실된다. HA는 각질형성세포의 세포막에 존재하는 glycoprotein 수용체(CD44)와 결합하여 각질형성세포 분화 촉진 및 층판소체 형성에 영향을 미친다. 또한 호중구 이동, 섬유모세포 증식, 신생 혈관 생성 등을 강화한다.

2000년, Sakai 등은 액체 크로마토그래피를 이용하여 HA의 특성을 조사하였다. HA는 각질형성세포에 의해 전달되며, 각질층에 HA가 존재한다고 보고하였다. 또한 HA는 각질층의 보습을 유도하고, 물리적인 성상을 조절한다.

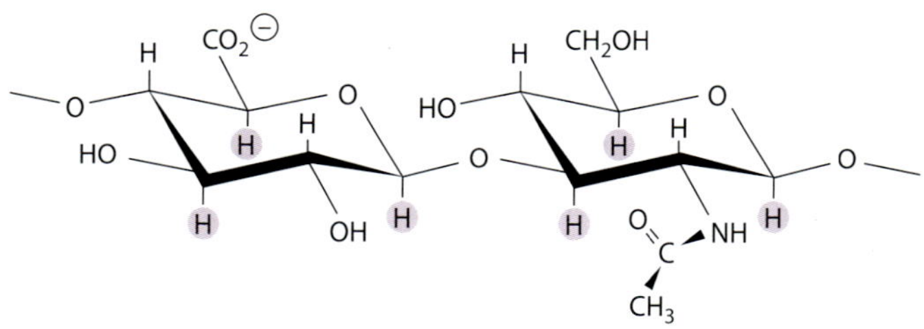

그림 3-22
Hyaluronic acid 화학 구조식

안전성/안정성

HA를 이용한 약물 전달 연구에 의하면 표피의 약물 전달은 원활하지만, 진피 및 혈행으로 투과되지 않는다. 다른 성분과 반응하지 않으므로 안정된 성분이다.

제형에 관한 고려 사항

HA가 피부의 중요한 구성 요소이지만, 분자량이 크므로 도포제로서 사용이 힘들고, 진피 투과가 불가능하다. 그러나 적절한 크기의 HA가 사용되면 표피로 투과되어 보습에 의한 잔주름을 개선하는 효과가 있다. 그러나 HA

의 분리와 생산 과정은 다양하고, 생산 과정에 의해 생물학적 효능이 결정되므로 "모든 HA가 동일한 기능을 갖지 않는다"는 사실이다.

사용법에 관한 고려 사항

HA는 약물 투과도를 높이므로 피부 관리의 순서와 방법을 고려해야 한다. 레티놀 도포 후에 HA를 바르면 이론적으로 retinol의 투과가 증가할수 있다.

장 · 단점

비면역성의 히알루론산은 표피에서 저장고 역할을 하는 강력한 함습제이다. 약물 전달에 관여하므로 다양한 생물학적 효능을 이용하여 의료 분야에 활용하고 있다. 그러나 분자량에 따라 피부 투과도의 차이가 있고, 진피로 침투하지 못한다. 또한 건조한 환경에서 건조증을 유발한다는 단점이 있다.

8) 비타민 B_5(판토테닉산/덱스판테놀) Vitamin B_5(Pantothenic acid/Dexpanthenol)

화학적 특성

자연계에 존재하지 않는 인공 dexpanthenol은 피부에서 판토텐산으로 전환되며, 비타민 A와 유사하게 피부 재생을 촉진시킨다. 세포 분화와 피부 조직의 재생은 피부의 탄성을 제공하고 상처 회복을 돕는다. *In vitro*, *in vivo*에서 dexpanthenol은 섬유모세포의 증식을 돕는다. 수용성의 dexpanthenol을 국소도포하면 상처 회복을 촉진시킨다.

Dexpanthenol을 포함하고 있는 국소 도포제는 자외선 조사에 의한 홍조의 소양증과 염증을 억제하며, 상피 재생과 육아(granulation)를 돕는다. 초기 연구에 의하면 dexpanthenol 제제의 도포(3~4주)는 소양증, 건조증, 홍반, 거친 피부, 인설, 균열과 함께 자극 감소의 효과를 나타내었다. Provitamin B_5와 관련된 다양한 연구에서 여러가지 효과가 입증되었다.

2000년, Gehring 등은 dexpanthenol을 포함한 제제를 7일간 도포한 이후에 각질층 수분 증가 및 TEWL 감소를 관찰하였다. 덱스판테놀은 화장품 영역에서 널리 쓰이는 재료로서 피부 보습에 이용되며, 근육 주사 혹은 정맥내 주사로 사용한다. 도포용 provitamin B_5는 피부 보습과 함께 TEWL에 영향을 준다. 또한 자극감이 적고 비교적 안전하다.

안전성/안정성

Dexpanthenol은 일광 화상이나 다른 유형의 화상에서 진정 효과를 부여한다. 도포용 dexpanthenol에 의한 국소 피부 반응 혹은 감작은 연관성이 낮으므로 안전하다.

고농도의 dexpanthenol을 함유하고 있는 제품은 혈우병 환자에서 금기해야 한다. 도포용 dexpanthenol의 사용 빈도에도 불구하고, 접촉성 알레르기는 드물다. 안면 수분용 로션(cocamidopropyl PG dimonuim chloride phosphate와 혼합된 panthenol)에 의한 알레르기성 접촉 피부염이 보고되었다.

자연에 존재하는 비타민 pantothenic acid 혹은 합성 dexpanthenol에 의해 유발되는 환경 영향은 거의 없다.

제형에 관한 고려 사항

도포용 emulsion(water-in-oil)은 dexpanthenol의 피부 투과용 vehicle에 해당한다. Dexpanthenol은 다양한 국소 피부 제형과 샴푸의 성분으로 이용된다. 비타민 B_5의 이러한 형태는 화장품의 유효 성분으로 간주되어 왔다. 샴푸에 dexpanthenol을 사용하는 근거는 쥐에서 dexpanthenol 결핍을 평가한 연구에 근거한다.

Dexpanthenol이 백발(gray hair)의 색깔을 회복시켜 준다는 일화에 의하였다. Dexpanthenol 결핍은 백발 또는 탈모와 상관 관계가 있었다. 그러나 인체에서 pantothenic acid 결핍은 매우 드물며, 인체에서 털의 변화와 연관성은 없다. 백발, 대머리의 원인은 비타민과 연관되지 않는다. 또한 pantothenic acid 혹은 dexpanthenol이 활성 성분으로 포함된 경구 혹은 국소 제제는 백발, 대머리를 예방할수 없다. 그럼에도 불구하고 dexpanthenol이 모간(hair shaft) 속으로 잘 투과하며, 광택과 탄력성을 촉진시켜 주며, 모발의 빗질을 용이하게 한다고 간주하고 있다.

사용법에 관한 고려 사항

Pantothenic acid는 피부로 흡수되지 않으나, dexpanthenol은 피부를 통해 흡수되고 pantothenic acid로 변환된다. 피부의 흡수는 dexpanthenol을 올리브 기름과 혼합하면 감소하는데, vehicle과 연관성이 있다. Perfused skin udder model을 이용한 연구에 의하면 dexpanthenol의 투과 비율 및 정도는 oil/water 제형에서 낮았다.

장 · 단점

Dexpanthenol은 다양한 음식물에 존재하며, 항염증 효과가 있으므로 상처 치유에 도움을 주며, 보습 효과가 존재하는 안전한 성분이다. 그러나 기름과 섞이면 흡수가 어렵고, 유기물 형태가 없으며, 건조한 환경에서 건조증 유발시킨다는 단점이 있다.

9) 요소 Urea

화학적 특성

표유류의 소변에 존재하는 질소 함유 물질이다. 천연 보습 인자이며, 함습제로 이용한다. 요소 분자는 carbonyl functional group과 결합한 2개의 NH_2 group이 있다. 생리적 NMF로 작용한다.

그림 3-23
요소 화학 구조식

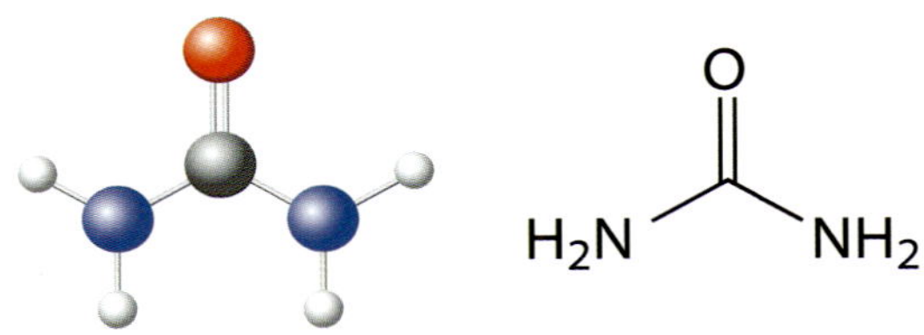

안전성/안정성

요소 함유 제품에 의한 접촉성 알레르기는 드물다. 1예에서 발생한 반응은 요소 이외의 다른 성분에 의해 유발되었다. 요소는 일반적으로 안전하고 무독성이다. 요소는 전신 흡수의 위험성 때문에 신생아에게 사용을 금해야 한다.

불안정한 성분이며, 산화제[과염소산갈륨(gallium perchlorate)]과 흔하게 반응한다.

제형에 관한 고려 사항

본 장에서 논의 된 바와 같이 요소를 사용하는 조제용 물질은 이 책의 범주를 벗어나는 다양한 유형이 있다(요소 제품의 조제용 물질에 대한 정보는 NWU Institutional Repository website 참조 요망: http://dspace.nwu.ac.za/handle/10394/251).

사용법에 관한 고려 사항

하이드로코르티손, 레티노산 및 다른 제제의 병합은 제제의 침투력을 강화시킨다. 요소는 임상적 효과를 달성하기 위해 다양한 화합물과 병합 사용한다. 10% 이하의 농도는 피부건조증, 10~40% 농도는 과각화성 병변, 조갑진균증에 적용한다.

장 · 단점

요소는 가격이 저렴하면서 보습 효과(함습제)가 우수한 성분이다. 접촉성 알레르기가 드물게 유발되며, 경도의 냄새가 있다.

10) 아주가 투르케스타니카 Ajuga turkestanica

화학적 특성

Ajuga 속(genus)에서 발견된 잠재적인 생리활성 화합물은 세 가지로 분류한다.

1. Clerodane diterpenes는 항균, 항바이러스, 항종양, 항생 물질, 살아메바(amoebicidal) 효능이 있다.
2. Phytoecdysteroids는 단백동화(anabolic) 스테로이드 효능이 있다. *A. turkestanica*는 phytoecdysteroids(turkesterone, 20-hydroxyecdysone, cyasterone, cyasterone 22-acetate, ajugalactone, ajugasterone B, alpha-ecdysone, ecdysone 2, 3-monoacetonide) 뿐만 아니라 iridoids harpagide, harpagide 8-acetate가 존재한다.
3. lridoid glycosides는 *Ajuga decumbens*에 풍부하며, 항암 효능이 있다.

안전성/안정성

*A. turkestanica*는 Cosmetic lngredient Review(QlR) panel에 의한 안전성 검토가 시행되지 않았다.

제형에 관한 고려 사항

고려 사항은 US 특허번호 7060693에 게시되어 있다.

그림 3-24
Ajuga

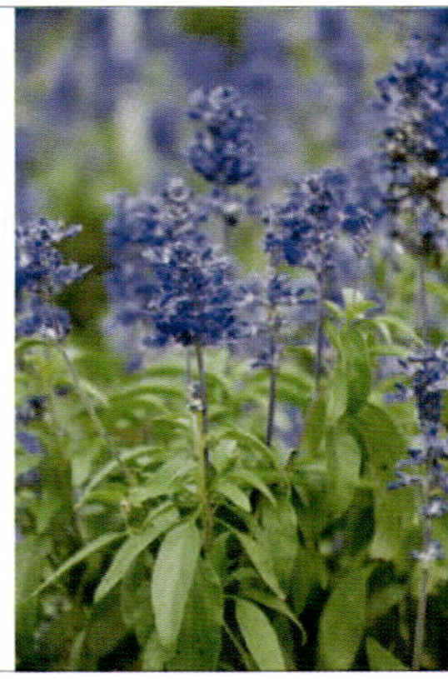

사용법에 관한 고려 사항

알려진 제한은 없다. *A. turkestanica*는 아침 혹은 밤에 사용하며, 피부 관리용 제품과 병합하여 활용할수 있다.

장 · 단점

*A. turkestanica*는 AQP-3을 조절하며, 상업적으로 가용한 유일한 제제이며, 독특한 작용 기전과 효능을 가지고 있다. 또한 다른 성분과 병합할수 있고, 보존성이 양호한 장점이 있다. 그러나 추출물을 포함한 브랜드가 제한적이며, 가격이 높다는 단점이 있다.

11) 천연 보습 인자 Natural moisturizing factor

천연 보습 인자(natural moisturizing factor: NMF)는 각질세포 내부에 존재하며, 각질층(stratum corneum: SC)의 수화를 조절한다. NMF는 pyrrolidone carboxylic 및 urocanic acids를 포함한 아미노산의 혼합물이며, filaggrin의 수용성 부산물이다. Filaggrin은 filament aggregating protein이며, 2 종류의 기능이 있다. 피부의 하부층에서 filaggrin은 구조적인 역할을 담당하지만, 피부의 상층부는 함습성을 띠고 수분과 강하게 결합하는 아미노산으로 분해된다. Histidine, glutamine, arginine 등은 각질층 내의 filaggrin 대사 산물이며, trans-urocanic acid · pyrrolidone carboxylic acid · citrulline 등으로 대사된다.

◈ 참고 ◈

Aquaporin

Aquaporins(AQPs)는 피부, 뇌, 신장 세뇨관, 눈, 소화관 등의 장기에서 수분 수송에 관여하는 완전한 막 단백질(integral membrane protein)이다.
2003년, Peter Agre는 AQPs를 발견하였으므로 노벨 화학상을 받았다. 포유류에서 발견되는 AQPs은 1~13종류의 단백질 동형(isoforms)이 있다. 기능적으로 두 가지 아형으로 분류한다. AQPs 1, 2, 4, 5, 8은 수분을 수송한다. AQPs 3, 7, 9, 10은 수분, 글리세롤, 요소를 포함한 물질을 수송한다. AQPs-3은 사람의 표피에서 발견되는 중요한 수분 채널이며, 수분과 글리세린 모두 투과시킨다. 글리세린이 피부 보습에 뛰어난 역할을 한다는 사실을 알고 있었으나, 생쥐 모델에서 AQPs-3가 발견되었으므로 기전이 규명되었다. 생쥐 모델에서 AQPs-3의 결함은 피부 건조 뿐만 아니라 표피의 각질층 수화 및 글리세린 함량 감소를 초래하고, 탄성 감소 및 피부 장벽 복구 장애와 연관된다.
Aquaporins은 각질세포 사이의 수분, 글리세린, 용질의 이동을 용이하게 한다. AQPs는 세포막에 존재하는 homotetramer이며, 배열된 막관통(transemembrane) 구조이다. Tetramer의 각 subunit은 6개의 알파-나선형 도메인으로 구성되어 있으며, 뚜렷한 수성 기공(pore)을 포함하고 있다. 복잡한 모양과 막관통의 위치에 의해 외부에서 aquaporion을 첨가하는 것은 불가능하다.
자외선은 MAP kinase 경로를 통하여 AQPs-3의 발현을 감소시킨다. 자유기(free radicals)는 AQPs-3 발현을 감소시킨다. 태양에 노출된 피부의 탈수 기전에 해당한다. Aquaporins의 효능은 aquaporins 기공의 개폐를 증가시키거나, AQPs-3 발현의 상향 조절이 가능한 국소 성분에 의해 영향을 받을 수 있다. Ajuga turkestanica는 AQPs-3 기능을 증가시킨다. 레티놀, 항산화 n-acetylcysteine 등은 자외선 노출에 의한 AQPs-3의 하향 조절을 억제한다.
AQPs는 세포에서 세포로 수분과 글리세린의 수송을 담당하는 수분 채널이다.

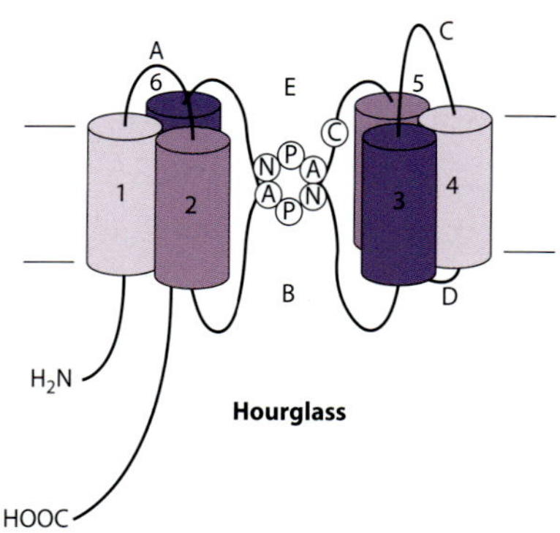

그림 3-25
Aqaporin-1 membrane topology
(모래 시계 모델).

피부 수화를 조절하며, NMF로 알려진 삼투활성 성분(osmatically active component)을 만든다. 기타 NMF 구성 성분은 젖산, 요소, 나트륨, 칼륨, 칼슘, 염소 등과 같은 무기 이온을 포함하며, 수화에 기여한다(표 3-7). NMF의 삼투활성 및 보습 특성은 건조한 환경에서도 피부의 수분을 유지할수 있다. NMF 성분 제거(extraction)는 표피의 수분 축적율(moisture accumulation rate: MAT)의 감소를 초래하므로, 피부 보습에서 NMF의 중요성을 의미한다. NMF 성분은 계절적인 변화를 나타낸다. 낮은 습도에서 filaggrin의 분해와 NMF의 생성이 증가한다. 아토피 피부염 환자에서 NMF가 감소하며, filaggrin 유전자에 변이가 존재한다. Filaggrin 결함은 아토피 피부염에서 구조적 손상이 초래된다. NMF 수치는 자외선 노출, 계면 활성제, 장기간 침수 등에 의해 감소된다.

12) 알파 하이드록시산 Alpha-hydroxy acid(AHA)

화학적 특성

AHA는 말단부에 카르복시기(carboxyl group), 1~2개의 α-히드록시기(hydroxyl group) 및 다양한 길이의 탄소 사슬을 갖는다. 가장 짧은 탄소 사슬을 갖는 두가지 산[glycolic(2-hydroxyethanoic), lactic(2-hydroxypropanoic)]은 피부과학 분야에서 흔히 사용하는 AHA이다.

Hydroxy acid는 용액의 pH가 평형 상태일 때 유리산 형태와 염 형태가 존재하며, 강도는 유리산의 양에 따라 좌우된다. 유리산의 양은 히드록시산 농도, 히드록시산 pK_a, 용액 pH(용매의 종류에 따라 달라짐), 제품의 완충 처리 유무 등

표 3-7
천연 보습 인자 성분

성분	구성(%)
Free amino acids	40
Lactate	12
Pyrrolidone carboxylic acid	12
Sugars	8.5
Urea	7
Chloride	6
Sodium	5
Potassium	4
Ammonia, uric acid, glucosamine, creatine	1.5
Magnesium	1.5
Calcium	1.5
Phosphate	0.5
Citrate, formate	0.5

에 따라 좌우된다. 라벨에 중요한 세부 사항이 없으므로 hydroxy acid를 포함한 제품의 강도를 파악할수 없다. Hydroxy acid 제품의 박리, 독성, 연마, 흡수 작용은 농도가 높아지고 pH가 낮아질수록 증가한다.

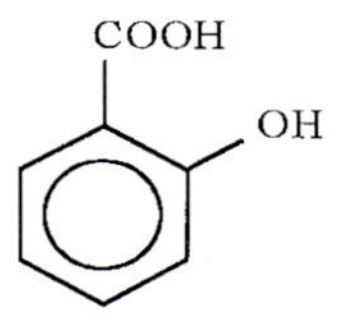

그림 3-26
β 위치에 히드록시기를 포함하고 있는 salicylic acid 화학 구조식

표 3-8
AHA의 종류/기원

화학명/구조식	일반명	기원
2-hydroxyethanoic acid $CH_2OHCOOH$	Glycolic acid	Sugar cane
2-Hydroxypropanoic acid $CH_3CHOHCOOH$	Lactic acid	Tomato
2-Methyl-2-hydroxypropanoic acid $(CH_3)_2COHCOOH$	Methyllactic acid	Mango
2-Hydroxybutane-1,4-dioic acid $HOOCCH_2CHOHCOOH$	Malic acid	Apple
2,3-Dihydroxybutane-1,4-dioic acid HOOCCHOHCHOHCOOH	Tartaric acid	Grape
3-Carboxy-3-hydroxypentane-1,5-dioic acid $C(OH)(COOH)(CH_2COOH)_2$	Citric acid	Orange, Lemon

안전성/안정성

AHA는 박리를 증가시켜 각질층을 얇게 하므로 자외선에 취약하다. 2011년, Lai 등은 glycolic acid를 UVB 노출과 함께 사용하면 세포 주기를 정지시켜 세포 증식을 억제하고, 세포자멸사를 유도한다고 보고하였다. 다른 연구에 의하면 자외선 노출 피부에 AHA를 사용하면 일광화상 세포가 증가하고, UVB 노출에 의한 최소 홍반량(MED)이 감소하였다.

자외선에 의한 민감성은 glycolic acid 제품 사용을 중지하면 1주일 이후에 소실된다. 한 연구에 의하면 glycolic acid의 광보호 능력이 존재하지만, 다양한 연구에 의하면 AHA는 광과민증을 증가시켰다.

미국 화장품 원료 안전성 위원회(Cosmetic Ingredient Review, CIR)는 화장품에 포함된 AHA의 안전성에 대해 심의하였고, FDA는 AHA 함유 화장품에 "AHA를

표 3-9
Hydroxy acid 종류/특성

특성	AHAs	BHAs	PHAs
· Physiological nutrients or natural substances	+	+	+
· Antioxidants against superoxides, free radicals	+		+
· Gentle to sensitive skin			+
· Constituents of GAGs			+
· Modulation of keratinization, dry skin, acne, keratoses	+	+	+
· Increased dermal components GAGs, collagen, elastin, wrinkles, photoaging	+	+	+
· Synergistic effects of corticosteroids, antifungal agents	+	+	+

AHAs, α-hydroxy acids; BHAs, β-hydroxyacids; PHAs, polyhydroxy acids; ABAs, aldobionic acids; GAGs, glycosaminoglycans

함유하고 있다" 는 표시를 해야 한다는 지침을 공포하였다. 이러한 지침은 소비자에 의해 AHA가 "피부를 얇게" 한다고 생각하게 하지만, 실제는 그 반대이다. Glycolic acid를 도포한 기니 피그는 대조군에 비해 표피 두께가 약 두 배였으며, 세포 층도 거의 두 배였다. AHA는 국소 스테로이드제에 의해 얇아진 표피를 두껍게 만든다.

AHA에 의해 표피의 각질층이 얇아지더라도, 전반적인 표피는 두꺼워진다는 사실이 증명되었다. FDA는 OTC 제품의 AHA 함량을 최대 10%로 제한하였다. 2011년, Okuda 등은 세안제에 포함된 lactic acid와 malic acid의 잠재적 피부 침투성에 관한 *in vitro* 실험을 시행하였다. 10%의 glycolic acid를 도포한 후에 방치 상태와 씻어낸 상태를 비교하였다. AHA의 침투성은 아주 낮으므로 AHA 함유 샴푸, 컨디셔너의 효과는 미비하다고 보고하였다.

제형에 관한 고려 사항

Hydroxy acid 제제는 산성을 띠고, 산성도 상수(pK_a)를 변화시키므로 제제의 pH, 제제 형태, 재료의 조합 및 순서가 중요하다. 예를 들면, 몇몇 성분은 산성에서 효과가 낮아지므로 다른 hydroxy acid 함유 제품과 동시에 사용하거나 직후에 사용하면 안된다.

Hydroxy acid를 적절히 사용하기 위해서 산과 염기의 합에 따른 산성도 상수 pH에 대해 숙지해야 한다. 산은 박리를 일으키는 반면에, 염기는 자극 반응을 유발한다. 최소의 자극 반응을 일으키는 효과적인 조합을 위해서 산과 염기를 적당하게 조절하는 것이 필수적이다. pK_a는 산이 염기의 농도와 같아지는 시기의 pH이다. pH가 pK_a보다 낮아지면 산성화 방향으로 진행하며, pH가 pK_a보다 높으면 염기화 방향으로 진행한다.

소수의 hydroxy acid 제제는 피부에 자극을 줄이기 위해 완충제를 추가한다. Sodium bicarbonate, sodium hydroxide와 같은 염기가 완충제로서 첨가된다. 이것은 산의 양을 낮추고 높은 pH를 형성하며 염기화된다. 완충제가 첨가된 용액은 산이나 염기가 추가되어도 pH 변화에 저항성이 나타난다. 그러나 과량의 완충제는 제품의 효과를 감소시킬수 있기 때문에 균형이 필요하다.

사용법에 관한 고려사항

피부 관리에서 hydroxy acid 제제의 pKa와 pH의 파악은 매우 중요하다. Baumann 피부 유형을 고려해야 한다. S3 자극성 유형은 유리산이 존재하는 hydroxy acid 제품에 대한 자극감 때문에 사용이 어렵다. 이러한 환자에게 lactic acid 자극 검사가 필요하다. 1992년, 30명의 젊은 학생을 대상으로 시행한 Frosch와 Kligman은 참여자의 인중과 뺨에 5%의 lactic acid 자극 검사에서 양성을 나타내지 않으므로 불편감은 lactic acid의 낮은 pH 때문만은 아니라고 주장하였다. 기전에 관한 추후의 연구가 필요하겠지만, Baumann 피부 유형 검사에 의하면 S3 피부 유형은 다른 유형에 비하여 hydroxy acid에 취약하였다.

Hydroxy acid는 각질층을 얇게 하는 경향이 있지만, pH 변화에 의해 전반적인 침투력이 영향을 받지 않는다면, 다른 성분의 침투를 촉진시키거나 장벽을 손상시키지 않는다. pH와 피부 장벽은 다른 성분의 흡수를 증가시키거나 감소시킬 수 있으므로 피부 관리시에 고려해야 한다. 낮은 pH의 hydroxy acid는 제조 중에 다른 성분의 효능에 영향을 줄 수 있다.

장 · 단점

Hydroxy acid의 장점은 단가가 낮으면서 많은 연구를 통해 효능이 입증되었으며, 보습 기능이 존재한다. 그러나 햇빛에 의한 민감도를 증가시키고, 따끔거림을 유발할 수 있으며, 다른 성분이나 제품과 상호 작용할 수 있다. 또한 적절한 사용을 위해 화학 지식이 필요하다.

13) 솔비톨 Sorbitol

화학적 특성

포도당과 같은 육탄당을 환원하여 추출한다. 알코올의 일종이며, 설탕과 유사한 단맛을 낸다. 연소성과 흡습성을 지닌 흰색의 결정이며, 단맛이 있고 물이나 알코올에 잘 녹는다. 주로 옥수수 시럽으로 만들지만, 사과, 복숭아 등에도 함유되어 있다. 화장품 로션, 크림, 치약, 식품 첨가제, 비타민 C의 합성 원료, 당뇨병 환자의 감미료, 이뇨제로 사용한다.

그림 3-27
Sorbitol 화학 구조식

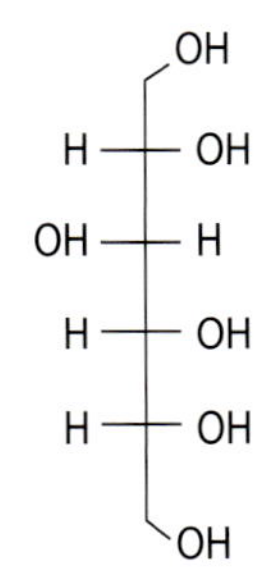

안전성/안정성

불연성, 비부식성 및 비휘발성의 물질이다. 구조적으로 불활성형이므로 다른 성분과 반응하여 변질되지 않는다.

제형에 관한 고려 사항

물을 흡수하는 특성에 의한 보습 효과 및 제품을 마르지 않게 보존하는 역할을 한다(Merck:safety Data Sheet for D(−)−Soritol).

사용법에 관한 고려 사항

화장품은 물론 의약품, 생활용품에 사용하며, 대한민국에서 식품 첨가물 중에서 감미료로 허가된 성분이고, 식품 공전에 표기되었다.

장 · 단점

글리세린과 유사한 함습 효과가 있으며, 비독성 물질이다. 그러나 당류 특유의 끈적이는 사용감 때문에 소비자의 호불호가 있다. 화장품과 연관된 연구 자료가 더 필요하다.

14) 프로필렌 글리콜 Propylene gycol

화학적 특성

물 · 아세톤 · 클로로포름과 같은 여러 용매와 잘 섞이며, 무미 · 무취 · 무색의 투명한 다가 알코올이다. 또한 물을 흡수하는 특성이 있다. 의약품, 화장품의 용매, 투과 촉진제이며, 수분을 유지하기 위해 첨가제(습윤제)로 사용된다.

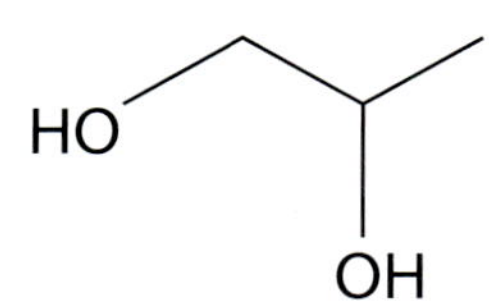

그림 3-28
화학 구조식

안전성/안정성

일반적으로 안전하다고 간주되지만, 민감성 피부에 자극을 유발한다. 또한 손상된 피부에 도포하면 경피 흡수가 증가하므로 사용시 주의해야 한다. 다른 용질이 섞인 용매와 물리 · 화학적 변화없이 잘 용해된다.

제형에 관한 고려 사항

물에 잘 녹으며, 다양한 제형에 첨가할 수 있다.

사용법에 관한 고려 사항

프로필렌 글라이콜은 의약품, 식품, 화장품 용제로 사용되며, 일반적으로 안전하다.

장 · 단점

물 등의 여러 용매에 잘 녹으며, 흡습성이 있으므로 수분 제품에 유용하다. 그러나 눈과 민감성 피부에게 자극을 유발할 수 있으며, 전반적인 연구 자료가 부족하다.

15) 기타 성분

Niacinamide

효능 : PAR-2 억제, 항염증, 항산화, 노화 방지, 광보호, 보습

중요한 화학 성분 : Nicotinamide(3-pyridinecarboxamide)이며, 분자식은 $C_6H_6N_2O$

기원 분류 : 다양한 음식에 포함된 천연의 비타민이며, 화장품용 성분은 실험실에서 제조함

개인별 관리 범주 : 피부를 밝게 하며, 각질을 제거함

Baumann 피부 유형에서 유용한 형태 : 건조, 민감성, 주름이 생기기 쉬운 피부 유형에 적합(DRNT, DRNW, DRPT, DRPW, DSNT, DSNW, DSPT, DSPW, ORPT, ORPW, OSPT, OSPW, OSNT, OSNW)

그림 3-29
Niacinamide 화학 구조식

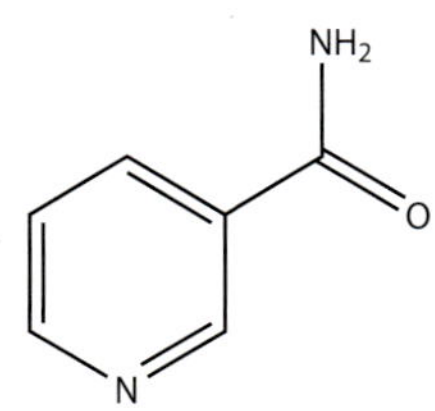

표 3-10
Niacinamide 장 · 단점

장점	단점
PAR-2 억제제 수용성 물질 항염증제 타성분과 반응이 낮음	소비자에게 알려지지 않은 성분 Hydroquinone 보다 효능이 낮음 유기물 형태가 없음(시판용)

Soy

효능 : PAR-2 억제, 항염증, 항산화, 광보호, 보습

중요한 화학 성분 :

Isoflavones(genistein, daidzein), phytoestrogens, vitamin E, serine protease inhibitor[soybean trypsin inhibitor, Bowman-Birk inhibitor]

기원 분류 : Soybean은 천연 성분이며, 가공되지 않은 형태로 사용할수 있음. 에스트로겐 합성물을 제거하기 위해 실험실에서 합성한 형태를 "active naturals" 로 명명.

개인별 관리 범주 : 색소 침착 억제, 피부 미백, 보습, 항노화

Baumann 피부 유형에서 유용한 형태 : DRPT, DRPW, DSPT, DSPW, ORPT, ORPW, OSPT, OSPW

표 3-11
Soy 장 · 단점

장점	단점
이소플라보 항산화제의 원천	두유 등의 가공 식품으로 만드는 과정에서 열이 가해지면 세린 단백질 가수분해효소 억제제(serine protease inhibitors)가 비활성화 됨
우수한 안전성	이해하기 힘든 라벨 표시
환경에 유익한 작물	대부분의 제조사는 효능에 대한 시험없이 적절하지 않은 형태의 콩 성분을 제품에 첨가함
천연 형태로 사용 가능	다양한 효능을 규명한 실험 결과가 부족함
입증된 효능	에스트로겐 활성
노화 방지, 항염증 효과	발효되지 않은 콩에 대한 안전성 결여
보습	식용 콩은 색소성 질환에 효능이 없음
민감성 피부(주사 유형)에 유용함	

Green tea

효능 : 항산화, 항노화, 항여드름, 항혈관 형성, 항암, 항우식성(anticariogenic), 항염증, 항세균, 화학적 보호 기능, 면역중재 역할, 자외선 차단

중요한 화학 성분 :

ECG [(−) EpiCatechin−3−O−Gallate]

GCG [(−) GalloCatechin−3−Gallate]

EGC [(−) EpiGalloCatechin]

EGCG [(−) EpipiGalloCatechin−3−O−Gallate]

기원 분류 : 천연물이며, 유기물 형태로 존재함

개인별 관리 범주 : 항노화, 보습, 항여드름, 항문 사마귀 치료

Baumann 피부 유형에서 유용한 형태 : DRNW, DRPW, DSNT, DSPT, DSNW, DSPW, ORNW, ORPW, OSNT, OSPT, OSNW, OSPW

표 3-12
Green tea 장 · 단점

장점	단점
다른 항산화제에 비해 과학적 자료가 많음	임상적 효능은 분명하지 않음
다양한 범위에서 건강에 이로움	임상 연구의 숫자가 불충분함
도포제에 흔히 사용함	제품에 함유된 양이 불충분한 경우가 많음
민감성 피부 유형에 사용할수 있음	현재까지 주름 치료는 안됨
기타 구성 성분과 상호 작용이 낮음	많은 양이 포함되면 크림은 갈색으로 변함

그림 3-30
Green tea

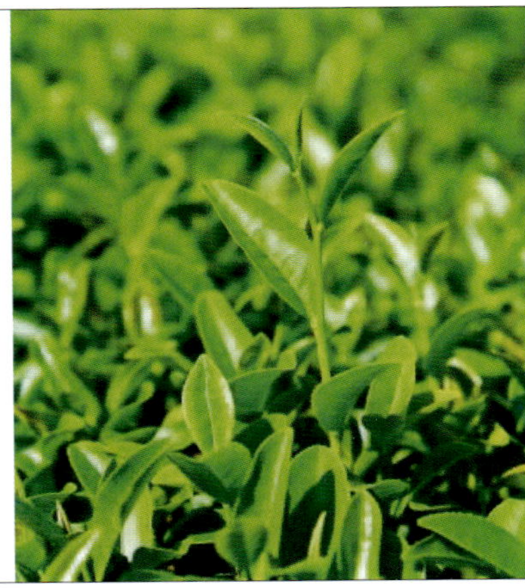

Pycnogenol

효능 : 항산화, 항염증, 항암, 광보호, 항균

중요한 화학 성분 :

Flavonoid[procyanidins(catechin, epicatechin subunit의 biopolymers], taxifolin, phenolic acid(ferulic, caffeic, p-hydroxybenzoic, vanilic, gallic, protocatechuic acids)

기원 분류 : Pycnogenol은 프랑스 바닷가의 소나무 껍질에서 추출한 flavonoid와 다른 성분이 포함된 합법적인 상표이며, 천연물에 해당함. 시장에 유통되고 있는 표준화된 소나무 껍질 추출물은 실험실에서 합성한 제품.

개인별 관리 범주 : 항염증, 보습

Baumann 피부 유형에서 유용한 형태 : DRNT, DRNW, DRPW, DSNT, DSNW, DSPW, ORNT, ORNW, ORPW, OSNT, OSNW, OSPW

표 3-13

Pycnogenol 장 · 단점

장점	단점
강력한 항산화제	부족한 연구 및 경피제 사용
산화로부터 비타민 E를 보호	Pycnogenol은 프랑스 소나무 껍질의 일부 제품에 대한 특허 제품
산화된 비타민 C의 재활용	프랑스 소나무 껍질에 대한 다양한 자료가 필요함
생물학적으로 높은 이용 가능성	
비타민 E보다 50배 및 비타민 C보다 30배 강력함	
접촉 피부염의 보고가 없음	

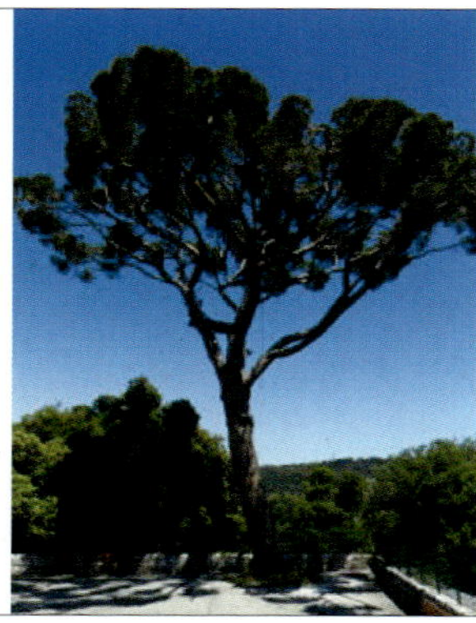

그림 3-31

Pinus pinaster

Tocopherol(Vitamin E)

효능 : 항산화, 광보호, 상처 치유

중요한 화학 성분 :

Vitamin E는 4개의 tocopherol, 4개의 tocotrienol을 포함한 8가지의 지용성 이합체를 통칭함. Vitamin E 중에 활성형(α-tocopherol)의 화학 구조식은 $C_{29}H_{50}O_2$, α-tocotrienol의 화학구조식은 $C_{29}H_{44}O_2$이며, 미국에서 흔히 사용되는 γ-tocopherol의 분자식은 $C_{28}H_{48}O_2$.

기원 분류 : Vitamin E는 다양한 채소, 기름 · 씨앗 · 견과류 · 음식물에 존재하며, 대부분의 외용제는 제조실에서 합성된 α-tocopherol 및 ester 또는 ether에 해당함.

개인별 관리 범주 : 항산화, 보습, 항노화

Baumann 피부 유형에서 유용한 형태 : DRNW, DRPW, DSNW, DSPW, ORNW, ORPW, OSNW, OSPW

표 3-14
Tocopherol 장 · 단점

장점	단점
강력한 항산화 효과, 친유성 항산화제	접촉 피부염 유발 가능성
다른 항산화제와 상승 효과가 있음	피부 질환 치료에 관한 자료 부족
보습 효과가 있음	
제조하기 쉬움	
소수성 항산화제(vitamin C, glutathione)에 의해 환원형으로 재생할수 있음	

Coenzyme Q_{10}

효능 : 항산화, 항염증, 항노화, ATP 에너지 생성

중요한 화학 성분 :

Ubiquinone 또는 2, 3-dimethoxy-5-methyl-6-decaprenyl-1, 4-benzoquinone 이며, 분자식은 $C_{59}H_{90}O_4$.

기원 분류 : 영양 물질 또는 비타민 성분은 인체의 진핵세포에 존재하며, 경구 복용 및 국소 도포제로 합성됨.

개인별 관리 범주 : 항노화, 보습

Baumann 피부 유형에서 유용한 형태 : DRNW, DRPW, DSNW, DSPW, ORNW, ORPW, OSNW, OSPW

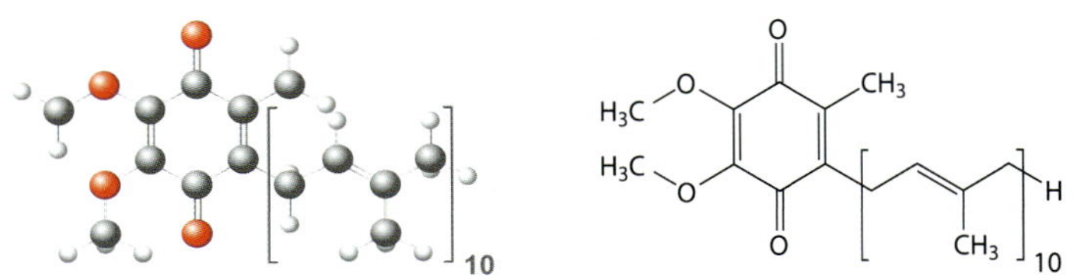

그림 3-32
C_OQ_{10} 화학 구조식

표 3-15
Coenzyme Q_{10} 장 · 단점

장점	단점
미토콘드리아 호흡 연결 고리에서 전자 이동에 관여	DNA 손상 예방에 관한 자료가 필요함
강력한 항산화제	노란색의 제형
비타민 C · E의 재활성	고가
타 성분과 반응이 낮음	
피부 민감성이 낮음	

Coffeeberry

효능 : 항산화, 항염증, 광보호

중요한 화학 성분 :

Chlorogenic acid, caffeic acid, condensed proanthocyanidins, quinic acid, ferulic acid, ρ−coumaric acid, phenolic diterpenes(kahweol, cafestol), α−tocopherol

기원 분류 : 커피베리는 *Coffea Arabica*에서 추출함. 세균의 오염을 제거하고 항산화 효과를 최대화시키는 가공 과정을 거친 열매의 상표. 기원은 천연물이지만, 실험실에서 추출되고 합성 과정을 거쳐 상품화(Coffeeberry®).

개인별 관리 범주 : 항노화, 피부 보습

Baumann 피부 유형에서 유용한 형태 : DRNW, DRPW, DSNW, DSPW, ORNW, ORPW, OSNW, OSPW

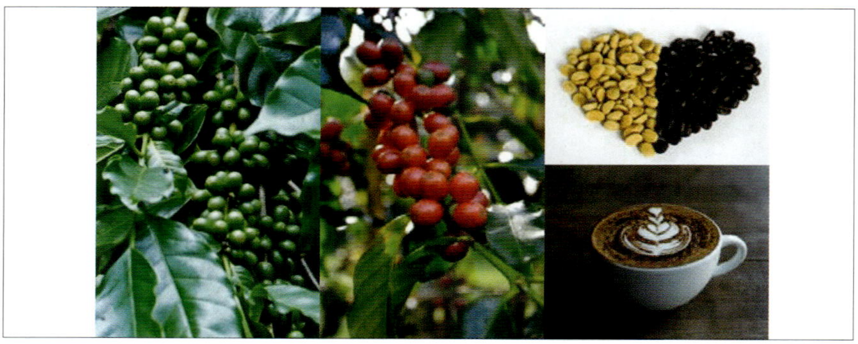

그림 3-33
커피나무 열매

표 3-16
Coffeeberry 장 · 단점

장점	단점
강력한 항산화력	임상 자료의 부족
표준화된 항산화제보다 강력한 항산화력이 존재하며, 항산화 지수의 분석 자료가 있음	

Honey/Propolis/Royal jelly

효능 : 진통, 항산화, 항염증, 항미생물, 항암, 항균, 해열, 항궤양, 간 보호, 면역 조절, 보습

중요한 화학 성분 :

Honey : Hydrogen peroxide, lysozyme, polyphenols, phenolic acids, flavonoids, methylglyoxal, ascorbic acid, α −tocopherol, carotenoids, glucose oxidase, catalase, bee peptides

Propolis: Flavonoids(galangin, chrysin, pinocembrin, quercetin), phenolic acids and their esters(caffeic acid phenethyl ester), cinnamic acid derivatives(drupanin, baccharin, artepillin C), sesquiterpene quinones, coumarins, amino acids, steroids

Royal jelly: 10-hydroxy-2-decenoic acid(10-HDA), water, proteins, free amino acids, carbohydrates, lipids, minerals, vitamins

기원 분류 : 천연물에 해당함

개인별 관리 범주 : 항산화, 항노화, 광보호, 항균, 상처 치유

Baumann 피부 유형에서 유용한 형태 : DRNT, DRNW, DRPT, DRPW, DSNW, DSPW, ORNT, ORNW, ORPT, ORPW, OSNW, OSPW

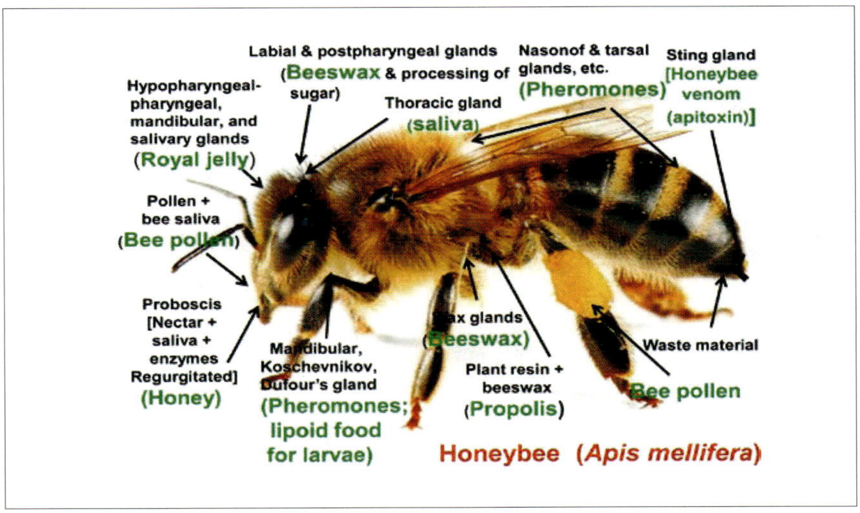

그림 3-34
꿀벌의 샘 분비물

표 3-17
꿀/Propolis/Royal jelly 장 · 단점

장점	단점
광범위한 생물학적 작용	Royal jelly 외용제의 약리학적 효과에 관한 자료 부족
전통적으로 장기간 사용된 역사	Honey와 propolis의 표준화된 생산이 힘듦
항생제 내성균의 감염이 있을때 항생제 대용제로 사용할수 있음(꿀과 Propolis도 상기 작용을 담당할 것으로 생각됨)	

Idebenone

효능 : 항산화, 광보호

중요한 화학 성분 :

2,3-dimethoxy-5-methyl-6-(10 -hydroxydecyl)-1,4-benzoquinone, CV-2619, QSA-10, hydroxydecyl ubiquinone이 존재함(분자식 = $C_{19}H_{30}O_5$).

기원 분류 : Idebenone은 ubiquinone(coenzyme Q10)의 유사 화합물.

개인별 관리 범주 : 항산화, 항노화, 보습

Baumann 피부 유형에서 유용한 형태 : DRNW, DRPW, ORNW, ORPW

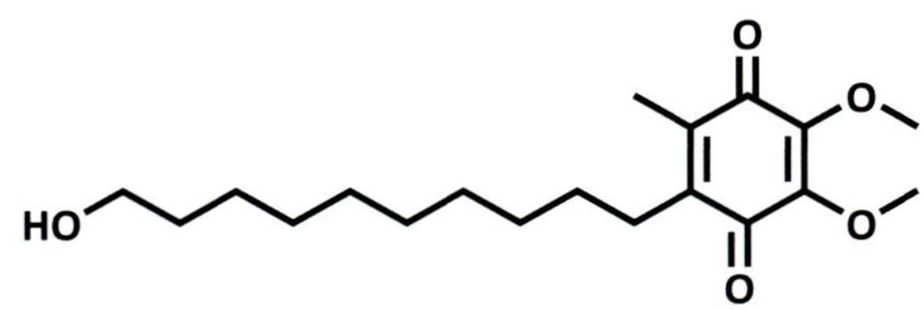

그림 3-35
Idebenone 화학 구조식

표 3-18
Idebenone 장 · 단점

장점	단점
C_0Q_{10}에 비하여 피부 투과력이 높음	민감성 피부에서 접촉 피부염 유발
강력한 향산화 효능	

Aloe vera

효능 : 항염증, 항산화, 항균, 면역 조절, 상처 치유, 하제(laxative)

중요한 화학 성분 :

Aloe resin, aloesin(2-acetyonyl-8-glucopyranosyl-7-hydroxy-5 methylchromone), glucomannans, acemannan(acetylated mannose, mannose-6-phosphate), polysaccharides(galactose, xylose, arabinose), aloe emodin, anthraquinones (aloin A · B[anthrone-C-glucosyls or C-glucosides of emodin, barbaloin]), lectin, phenols(gentisic acid, epicatechin, quercitrin), amino acids, enzymes, lignin, minerals(selenium, zinc), salicylic acid, magnesium lactate, saponins, sterols, vitamins A · C · E

기원 분류 : 천연 성분이며, 유기물 형태로 존재함.

개인별 관리 범주 : 보습, 진정, 냉각, 화상 및 상처 치유

Baumann 피부 유형에서 유용한 형태 : DSNT, DSPT, DSNW, DSPW, OSNT, OSNW, OSPT, OSPW

표 3-19
Aleo vera 장 · 단점

장점	단점
피부과학적 목적으로 흔히 이용되는 성분이며, 효능이 입증됨	임상 자료 부족
의학적 유용성이 광범위함	

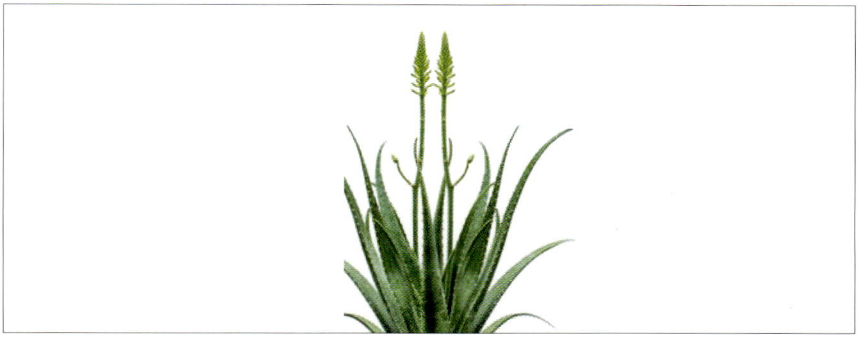

그림 3-36
Aleo vera

Feverfew

효능 : 항염증, 항암, 마취, 항증식, 항균, 해열

중요한 화학 성분 :

Sesquiterpene lactones(parthenolide), sesquiterpenes, monoterpenes(pinenes), polyacetylene compounds, essential oil(terpenoid camphor, chrysanthenyl acetate in both the aerial and root essential oils; bornyl acetate), flavonoids(tanetin, quercetin, apigenin, luteolin), coumarins(isofraxidin), melatonin

기원 분류 : 천연물 또는 유기물로 존재하며, ferverfew에서 parthenolide를 제거할수 있으며, "Active Naturals"의 새로운 범주에 해당함.

개인별 관리 범주 : 항염증, 외모 개선, 진정 효과, 보습

Baumann 피부 유형에서 유용한 형태 : DSNT, DSPT, DSNW, DSPW, OSNT, OSNW, OSPT, OSPW

표 3-20
Feverfew 장 · 단점

장점	단점
전통적인 사용에 관한 역사적 배경	접촉 피부염 유발
주성분(parthenolide)의 강력한 효능	타성분(retinoid, 피부 미백제)과 상호 작용 기전이 규명되지 않음

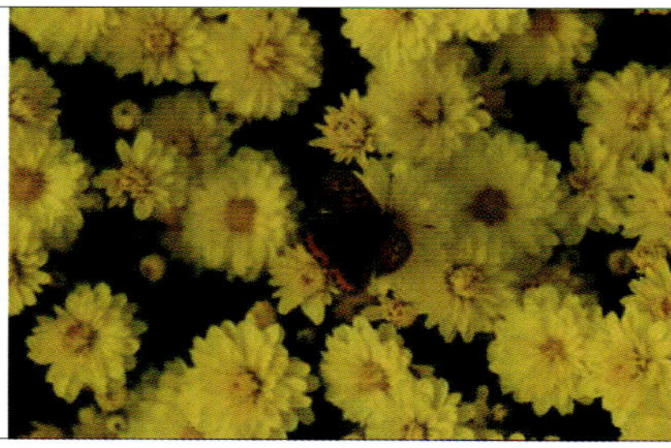

그림 3-37
Feverfew

Colloidal oatmeal

효능 : 항염증, 항소양, 항산화, 항균, 콜레스테롤 억제, 당뇨병 억제, 면역 조절, 신경신전, 상처 회복

중요한 화학 성분 :
Polysaccharides(β-glucan), lipids, polyphenols[hydroxycinnamic acids(caffeic, ferulic, p-coumaric, sinapic acid), avenanthramides], proteins, vitamin E, vitamin B complex, phytic acid

기원 분류 : 천연물이지만, 유기물 형태도 존재함. Avenanthramides의 유도체는 실험실에서 합성됨.

개인별 관리 범주 : 항염증, 보습, 세척, 완충, 장벽 보호, 진정

Baumann 피부 유형에서 유용한 형태 : DSNW, DSPW, DSNT, DSPT

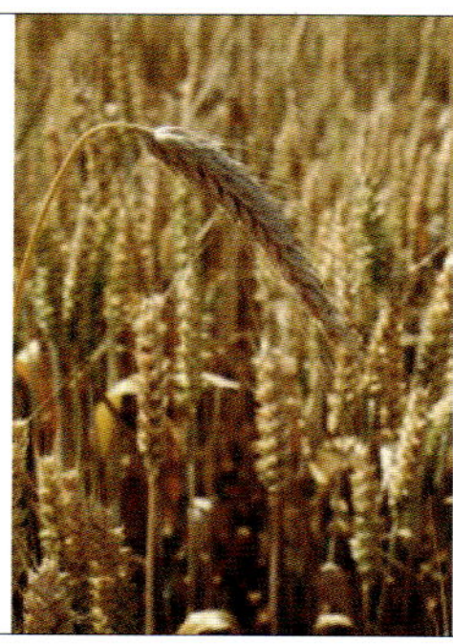

그림 3-38
Colloidal oatmeal

표 3-21
콜로이드 오트밀 장 · 단점

장점	단점
오랜 역사의 전통적 치료제	피부 보호 효과를 확인하기 위한 전반적인 연구와 임상 연구가 필요함(특히 자외선)
FDA에서 승인된 피부 관리용 천연물	임상 자료의 부족(주사)
임상 시험에서 치료 효과가 입증됨	

성분학은 필자가 2016년 편역한 내용(바우만 저서 : 피부미용 성분학)을 추가 · 수정 · 보완하였음

참고 문헌

1. Lodén M. Role of topical emollients and moisturizers in the treatment of dry skin barrier disorders. Am J Clin Dermatol 2003;4:771-788.
2. Monfalouti HE, Guillaume D, Denhez C, et al. Therapeutic potential of argan oil: a review. J Pharm Pharmacol 2010;62:1669-1675.
3. Guillaume D, Charrouf Z. Argan oil. Monograph. Altern Med Rev 2011;16:275-279.
4. Brosche T, Platt D. Effect of borage oil consumption on fatty acid metabolism, transepidermal water loss and skin parameters in elderly people. Arch Gerontol Geriatr 2000;30:139-150.
5. Van Boven M, Daenens P, Maes K, et al. Content and composition of free sterols and free fatty alcohols in jojoba oil. J Agric Food Chem 1997;45:1180-1184.
6. Rawlings AV, Lombard KJ. A review on the extensive skin benefits of mineral oil. Int J Cosmet Sci 2012;34:511-518.
7. Naik A, Pechtold LA, Potts RO, et al. Mechanism of oleic acid-induced skin penetration enhancement in vivo in humans. J Control Release 1995;37:299-306.
8. Elder RL. Final report on the safety assessment of safflower oil. Int J Toxicol 1985;4:171-197.
9. Le Coz CJ. Allergic contact dermatitis from tamanu oil (Calophyllum inophyllum, Calophyllum tacamahaca). Contact Dermatitis 2004;51:216-217.
10. Rawlings AV, Lombard KJ. A review on the extensive skin benefits of mineral oil. Int J Cosmet Sci 2012;34:511-518.
11. Lodén M. Role of topical emollients and moisturizers in the treatment of dry skin barrier disorders. Am J Clin Dermatol 2003;4:771-788.
12. Kraft JN, Lynde CW. Moisturizers: What they are and a practical approach to product selection. Skin Therapy Lett 2005;10:1-8.
13. Ghadially R, Halkier-Sorensin L, Elias PM. Effects of petrolatum on stratum corneum structure and function. J Am Acad Dermatol 1992;26:387-396.
14. Nair B. Final report on the safety assessment of stearoxy dimethicone, dimethicone, methicone, amino bispropyl dimethicone, aminopropyl dimethicone, amodimethicone, amodimethicone hydroxystearate, behenoxy dimethicone, C24-28 alkyl methicone, C30-45 alkyl methicone, C30-45 alkyl dimethicone, cetearyl methicone, cetyl dimethicone, dimethoxysilyl ethylenediaminopropyl dimethicone, hexyl methicone, hydroxypropyldimethicone, stearamidopropyl dimethicone, stearyl dimethicone, stearyl methicone, and vinyldimethicone. Cosmetic Ingredients Review Expert panel. Int J Toxicol 2003;22(S):11-35.
15. Mao-Qiang M, Brown BE, Wu-Pong S, et al. Exogenous nonphysiologic vs physiologic lipids. Divergent mechanisms for correction of permeability barrier dysfunction. Arch Dermatol 1995;131:809-816.
16. Coderch L, Lopez O, de la Maza A, et al. Ceramides and skin function. Am J Clin Dermatol 2003;4:107-129.

17. Ahn SK, Bak HN, Park BD, et al. Effects of a multilamellar emulsion on glucocorticoid-induced epidermal atrophy and barrier impairment. J Dermatol 2006;33:80-90.
18. Feingold KR, Man MQ, Menon GK, et al. Cholesterol synthesis is required for cutaneous barrier function in mice. J Clin Invest 1990;86:1738-1745.
19. Stone L. Medlian: A hypoallergenic lanolin for emollient therapy. Br J Nurs 2000;9:54-57.
20. Mukherjee S, Edmunds M, Lei X, et al. Stearic acid delivery to corneum from a mild and moisturizing cleanser. J Cosmet Dermatol 2010;9:202-210.
21. Pagliaro M, Ross M. The future of glycerol: New uses of a versatile raw material (RSC Green Chemistry Series). London: Royal Society of Chemistry; 2008:10;1-123.
22. Volpi N, Schiller J, Stern R, et al. Role, metabolism, chemical modifications and applications of hyaluronan. Curr Med Chem 2009;16:1718-1745.
23. Ademola J, Frazier C, Kim SJ, et al. Clinical evaluation of 40% urea and 12% ammonium lactate in the treatment of xerosis. Am J Clin Dermatol 2002;3:217-222.
24. Hara M, Verkman AS. Glycerol replacement corrects defective skin hydration, elasticity, and barrier function in aquaporin-3-deficient mice. Proc Natl Acad Sci USA 2003;100:7360-7365.
25. Nakagawa N, Sakai S, Matsumoto M, et al. Relationship between NMF (lactate and potassium) content and the physical properties of the stratum corneum in healthy subjects. J Invest Dermatol 2004;122:755-763.
26. Mohammed D, Crowther JM, Matts PJ, et al. Influence of niacinamide containing formulations on the molecular and biophysical properties of the stratum corneum. Int J Pharm 2013;441:192-201.
27. Sudel KM, Venzke K, Mielke H, et al. Novel aspects of intrinsic and extrinsic aging of human skin: Beneficial effects of soy extract. Photochem Photobiol 2005;81:581-587.
28. Hsu S. Green tea and the skin. J Am Acad Dermatol 2005;52:1049-1059.
29. Littarru GP, Tiano L. Clinical aspects of coenzyme Q10: An update. Nutrition 2010;26:250-254.
30. Viuda-Martos M, Ruiz-Navajas Y, Fernandez-Lopez J, et al. Functional properties of honey, propolis, and royal jelly. J Food Sci 2008;73:R117-124.
31. LiB, Ge ZQ. Nanostructured lipid carriers improve skin permeation and chemical stability of idebenone. AAPS PharmSciTech 2012;13:276-283.
32. Feily A, Namazi MR. Aloe vera in dermatology: A brief review. G Ital Dermatol Venereol 2009;144:85-91.
33. Pareek A, Suthar M, Rathore GS, et al. Feverfew (Tanacetum parthenium L.): A systematic review. Pharmacogn Rev 2011;5:103-110.
34. Pazyar N, Yaghoobi R, Kazerouni A, et al. Oatmeal in dermatology: A brief review. Indian J Dermatol Venereol Leprol 2012;78:142-145.
35. Babilas P, Knie U, Abels C. Cosmetic and dermatologic use of alpha hydroxyl acids. J Dtsch Dermatol Ges 2012;10:488-491.
36. Sorg O, Antille C, Kaya G, et al. Retinoids in cosmeceuticals. Dermatol Ther 2006;19:289-296.
37. Tucker-Samaras S, Zedayko T, Cole C, et al. A stabilized 0.1% retinol facial moisturizer improves the appearance of photodamaged skin in an eight-week, double-blind, vehicle-controlled study. J Drugs Dermatol 2009;8:932-936.

효능 평가

Assessment of effectiveness

04

보습은 각질층의 장벽 기능을 개선하거나, 피부 표면을 수분증기 불투과막으로 감싸거나, 각질층의 함습 성분을 증가시킴으로써 이루어진다. 보습제는 상기의 기능이 한가지 이상 존재하는 제품이며, 건조 피부 증상을 완화한다. 그러므로 피부 장벽 기능을 향상시키는 간단한 방법은 보습제를 도포하는 것이다. 피부 장벽 기능을 높이기 위해서 다양한 개념과 성분이 포함된 보습제가 개발되고 있다. 그러나 화장품이라는 분류에 의해 보습 화장품이 마케팅에서 언급하는 장벽 기능 회복 유무에 관한 정확한 검증과 근거는 제시되지 않았다. 따라서 보습제 평가에 관한 성찰이 필요하다.

장벽 기능 평가와 보습제 효능 평가는 매우 밀접한 관계가 있다. 보습제는 객관적인 제품 평가라는 측면과 인체를 대상으로 임상 평가를 시행해야 하는 현실적인 문제 때문에 정형화되고 간략한 방식을 택하고 있다. 두 가지 평가 영역을 고려해야 한다. 기본적으로 피부 수분 유지 능력 및 아토피 피부염과 같은 피부 질환의 개선 능력과 임상 효능이다.

전자공학 및 의용공학 분야의 발전에 의해 비침습적인 피부 장벽 기능과 보습 효능 평가가 가능해졌다. 피부 장벽 연구 분야와 보습제를 포함한 화장품 기능 평가에 괄목할만한 성장을 이룩하였다. 그러나 각질형성세포와 다양한 지질, 단백질이 유기적으로 관여하는 피부 장벽 상태를 온전히 평가할수 없기 때문에 정확한 장벽 기능 평가는 추가적인 조직학적 검사 및 분자생물학적 접근이 필요하다.

자연 보습 인자(pyrroridone carboxylic acid, urea, lactate, urocanic acid) 및 표피분화 표지자(filaggrin, involucrin, loricrin, transglutaminase)의 발현 정도, 세라마이드와 같은 각질층 지질 분석, 지질 생합성 효소 활성 및 정량 시험, 각질층의 전자현미경 관찰, *in vitro* 세포 실험과 무모 생쥐 등을 이용한 *in vivo* 동물 실험을 통해 확인해야 한다. 그러나 침습적인 방법은 피부 검체 획득이 필요하며, 분석에 비용과 시간이 많이 소요되고, 숙련된 실험 기술이 필요하기 때문에 전문적으로 피부생물학을 연구하는 대학이나 연구소에서 가능하다. 일반적인 화장품 개발 업체는 시행하기 어렵다.

1. 비침습 피부 장벽 기능 평가

보습 효능 평가는 피부 장벽 기능을 반영하는 지표를 숙지해야 한다. 경표피 수분 손실(transepidermal water loss, TEWL)과 각질층의 수분 함량(water content in SC)은 대표적인 장벽 기능의 평가 지표이며, 피부 생물 공학적(skin bioengineering technique) 측정 기기를 이용하여 비침습적으로 수치화한다.

1) 경표피 수분 손실(TEWL, transepidermal water loss)

각질층 내부의 수분 함량과 직접 관련이 없지만, 각질층의 투과 장벽 기능 및 보습력과 밀접한 관련이 있기 때문에 중요한 지표이다. 표피를 통과해 증발되는 수분의 양(water vapor gradient)을 산출하며, 각질층의 장벽 기능을 평가하는 지표로서 흔히 활용된다. 측정법은 Fick의 제 1법칙(정상 상태 조건 하에서 단위 면적당 확산되는 물질의 유속은 농도 기울기에 비례함)에 따라 확산하는 현상에 근거한다. 피부 표면에 밀착한 탐침자(probe) 내부의 chamber에서 일정 거리의 두 센서를 통해 측정되는 증기압을 계산한다. Tape stripping 방법과 함께 사용하면 각질층 제거에 따른 손상된 피부 장벽의 회복 능력을 측정할수 있다. 수분 손실량이 많으면 측정 값이 상승하므로 수치가 높을수록 기능은 약화된 것으로 판단한다.

측정값은 신체 부위, 개인 및 인종, 땀 분비 정도, 측정 환경(온도 · 습도 · 환기 정도 등)에 의해 상당한 차이가 있으므로 비교 조건을 동일하게 맞추는 것이 매우 중요하다. 기본적으로 항온 · 항습 상태를 유지할 수 있는 공간에서 피험자를 20~30분 가량 안정시킨 후에 측정하며, 계절적/시기적으로 가급적 동일한 조건 하에서 평가해야 한다(표 4-1). 경표피 수분손실은 땀샘을 통하여 발산하는 수분의 양과 각질층을 통하여 발산하는 수분 양이 합쳐져서 나타나기 때문에 땀 분비의 영향을 고려해야 한다. 또한 화장품을 도포한 부위에서 측정할 경우에 에멀전 형태에서 발산되는 수분의 양을 고려해야 한다. 일반적으로 10 g/h/m^2 정도의 수치는 견고한 장벽 상태를 의미하게 된다(표 4-2). 2017년 대한 화장품 산업 연구원에서 발간한 '피부 측정 결과 보고서' 에 의하면 한국인 얼굴은 10~14 g/h/m^2 정도, 전박 부위는 6~7 g/h/m^2 수치를 나타내었다. 얼굴 부위와 남성에서 수치가 다소 높다. 얼굴의 경우 15 이상, 팔의 경우 10 이상의 수치가 나오면 장벽 기능의 손상이 있다고 간주한다. Tape stripping으로 피부 장벽을 인위적으로 손상시킨 후 시간에 따른 경표피 수분 손실 측정치의 변화량을 산출하면 피부 장벽의 회복 능력을 비교적 정확하게 확인할수 있다.

장비는 증발되는 수분을 측정하는 chamber의 밀폐 유무에 따라 open chamber와 closed chamber 방식으로 구분한다(표 4-3). Open chamber 방식이 광범위하게 사용되고 있다. 그러나 측정 시간이 길고, 수직으로 probe가 놓여야 하며, 발한 · 외부 공기 순환에 영향을 받기 쉽다는 단점이 있다. 이를 보완한 closed chamber 방식의 제품이 개발되었다. 그러나 두 기구의 유효성과 특성의 차이와 우월성에 관하여 논란이 있다. Closed chamber는 내부 chamber의 포화 상태가 도달할때 까지 시간이 open chamber 방식보다 오래 걸리는 경우가 있고, 과습한 경우에 동결된 수증기에 의해 영향을 받는다.

표 4-1
TEWL 측정시 기본 권장 사항

√ 가능하면 항온 · 항습 조건이 갖춰진 방에서 측정한다. 일반적인 조건은 온도 20~22℃, 상대습도 60% 이하에서 시행한다. 피검자를 20분간 동일한 조건에 적응하게 하며, 측정 10분전에 피검 부위를 노출시킨다.
√ 피험자 측정 부위의 피부 온도를 측정하고, 측정 probe의 온도를 유사하게 만든다.
√ 시험 물질을 테스트 할 경우에 대조군을 설정하며, 왼팔과 오른팔을 각각 사용한다. 동일한 부위에서 측정해야만 의미가 있다.
√ 공기 순환이 제한되는 방에서 이루어져야 하며, 공기의 흐름에 따라 측정값이 변할 수 있으므로 주의한다.
√ 가급적 한 계절에 측정을 마치도록 하고, 더운 여름이나 추운 겨울은 피한다.
√ 직사 광선이나 가까운 근접 광선은 피한다.
√ 측정 probe에 손을 닿지 않도록 하며, 측정하는 동안 손에 장갑을 끼고 시행한다.
√ 특히 open chamber 방식을 사용할 경우에 피검 부위는 반드시 지면에 대하여 probe가 수평을 유지(일정한 압력)하여 측정해야 한다. 따라서 앉은 자세에 비해 눕힌 상태에서 측정한다.
√ 측정할 부위의 피부 표면은 측정 전에 미리 닦는다.
√ 장시간 반복적인 측정은 가급적 동일한 시간대에 시행해야 한다. 피부 세정 후에 동일한 시간이 지난 다음에 측정해야 한다.
√ 피검자의 숫자는 12~15명 이상이 되어야 한다.
√ 털이 많은 부위는 피해야 한다.
√ 측정 횟수는 근접한 곳으로 위치를 이동하여 3회(5~10회) 측정한다.
√ 동일 부위를 측정할 경우에 폐쇄에 의한 수화를 피하기 위하여 5~10초의 간격을 두고 시행한다.

표 4-2
TEWL 수치(20~25°C, 40~60% air humidity)

TEWL(g/h/m2)	0~9	10~14	15~24	25~29	≥30
Interpretation	Very healthy condition	Healthy condition	Normal condition	Stained condition	Critical condition

기기	방법
Aquaflux (Biox Systems Ltd)	Condenser type closed-chamber
AS-CT1 (Asahi Biomed Company Ltd)	Unventilated closed-chamber type
DermaLab (Cortex Technology)	Open-chamber type
Evaporimeter EP1 and EP2 (ServoMed)	Open-chamber type
Tewameter TM210 and TM300(Courage & Khazaka)	Open-chamber type
VapoMeter SWL3(Delfin Technologies)	Unventilated closed-chamber type

표 4-3
TEWL 측정 기기의 종류/유형

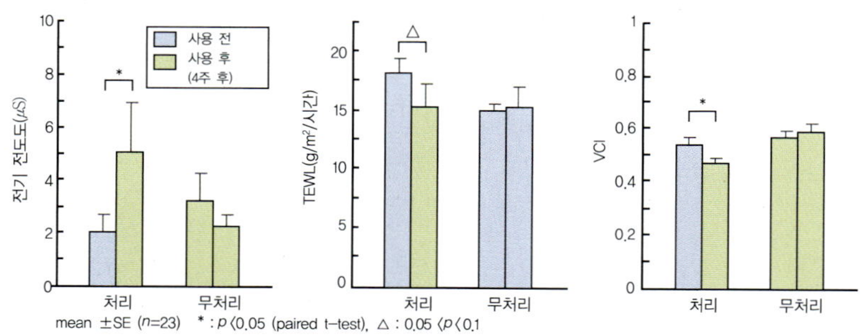

그림 4-1
피부 건조증 환자에서 보습제 사용(4주) 후에 장벽 기능이 회복되었다.

◈ 참고 ◈

Fick's law

1855년, Adolf Fick가 제시한 확산 법칙이다.

J=Km D dc/Dx

물의 흐름(J)은 시간당 물의 농도(c) 및 각질층을 통과한 거리(x), 분배 계수(Km), 확산 계수(D)와 연관된다. dc/Dx는 물의 농도 기울기이다.

2) 각질층 수분 함량(Stratum corneum water content/hydration)

각질층의 수분 함유 정도에 따라 피부 표면의 외관이 결정된다. 수분이 부족할 경우에 건조하고 거칠며 인설 등이 유발된다. 적절한 수분 함량을 유지하게 되면 부드럽고 매끈한 피부 상태가 된다. 따라서 각질층의 수분 함량은 피부 상태를 결정하는데 있어 매우 중요한 요소이며, 제품의 효능 · 개발에 결정적인 단서를 제공한다. 이러한 수분 함량은 피부의 전기적 성질, microwave properties, 기계적 성질, 열역학적 특성, 광학적 특성을 측정함으로써 간접적으로 파악할수 있다.

각질층 수분 함량(water content in SC)을 측정하는 방법은 고주파 전류를 이용하여 피부 전기 전도도 또는 전기 용량을 측정하는 방법, 적외선 spectrum을 쓰는 방법, 빛과 음향에 의한 측정법, 자기 공명 단층법 등이 있다. 전기적 성질을 이용한 방법은 피부를 기본적으로 부도체로 간주하며, 수분이 많이 함유될수록 전기가 잘 통하는 성질을 응용한다. 물 분자가 각질층에서 나타내는 전기적 특성[전기 용량(capacitance), 전기 전도도(conductivity), 전기 저항(impedance)]을 피부 생물공학적 기법을 통해 상대적인 수분량을 산출해내는 방법이 가장 일반적으로 사용되고 있지만 간접적인 지표이다. 각질층 수분 함량 측정기기는 capacitance을 이용한 Corneometer® (Courage+Khazaka Company, Cologne, Germany), conductivity를 이용한 Skicon®-200(I.B.S. Co., Motohama-cho, Hamamatsu, Japan), impedance를 이용한 Nova Dermal Phase Meter®(Nova, Gloucester, MA)이 있다.

상기의 기기는 상대적인 수분량을 측정하는 장비이며, 수분 함량에 관한 상관성은 유의하다. 수분 함량이 높을 때는 conductivity, impedance를 응용한 장비를 사용한다. 수분 함량이 낮은 건조 피부는 capacitance를 측정하는 기기가 효율적이다(그림 4-2).

정전 부하 용량을 이용한 방법은 피부 표면에 접촉하는 전극 간격을 통해 전도되는 미미한 전류의 정전 부하 용량(capacitance)을 계측하며, 정전 부하 용량은 표면 각질층으로부터 30~40μm 깊이에 존재하는 수분 함량에 서로 비례한다는 원리에 의하며, 각질층 수분도를 나타내는 지표이다. 피부 보습도가 높을수록 수치가 높아지고, 기기별 임의 단위(arbitrary unit)로 표시되며, 기기 간의 수치는 비례하지만 그 값을 동일하게 적용할수 없다. 대표적인 기기는 Corneometer®(C+K electronic GmBH, Cologne, Gemany)가 있다. Probe는 사방 7mm의 크기이며, 전극(전극 폭 50μm, 간격 75μm)이 배치되어 있고, probe를 피부에 접촉하면 평균 1MHz의 주파수로 정전 용량을 구하여 피부 표피층의 수분을 측정한다. 전극 표면은 두께 20μm의 glass로 피복되어 있고, 피부와 전극의 직접적인 ion 전도는 없다. 측정 수치는 임의 단위

(arbitrary unit)로 표시되며, 0~150의 범위로 측정한다. 측정 심도는 약 100 μm 이다.

Skicon®은 3.5MHz의 고주파 전류를 외경 2mm의 원판과 외경 6mm의 overpass rign으로 구성된 전극을 통하여 피부에 흘려보내어 전기 전도도를 측정한다. 약 20μm 정도 깊이의 수분을 측정한다. 각질층의 수분 보유 기능 평가법이며, Tagami 등은 각질층 수부하 시험법(in vivo water sorption–desorption test)을 개발했다. 측정 부위의 전기 전도도를 우선 측정하고, 물방울을 피부 표피 위에 떨어뜨린 후 10초 정도 후 제거하며, 직후부터 2분 후까지 30초마다 측정한다. 전기 전도도는 닦아낸 직후에 높은 값을 나타내고, 서서히 떨어져 최초의 상태로 되돌아간다. 각질층의 흡습성(hygroscopicity), 수분 함유 능력(water holding capacity)을 조사할수 있다.

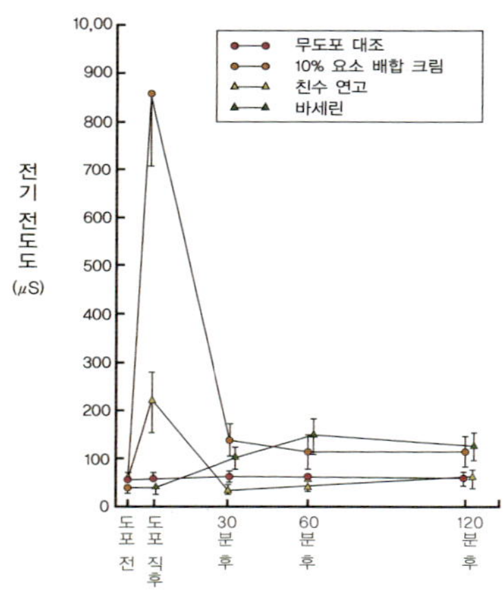

그림 4-2

전기 전도도 변화

바세린 도포 직후에 전기 전도도는 낮아진다. 30분 후, 60분 후에 점차 상승하고, 이후에 완만하게 낮아진다. 연화제 및 물 성분이 많은 보습제는 도포 직후의 고주파 전도도가 상당히 높으나 이후에 급격하게 저하된다.

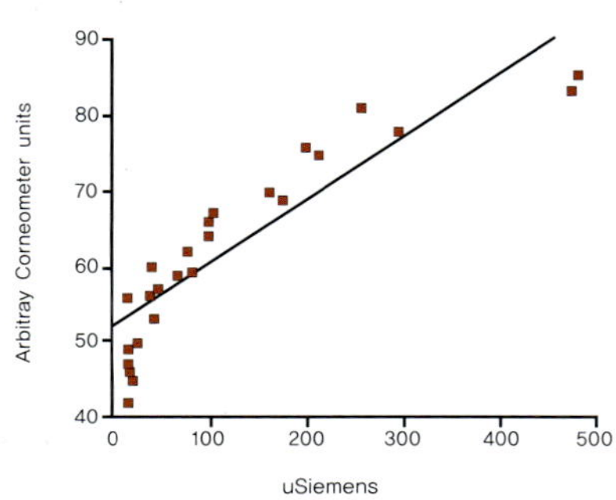

그림 4-3

전기 전도도(Corneometer) 및 전기 용량(SKicon) 비교 실험 건조한 피부에서 두 가지 인자가 낮은 값으로 나타난다. 또한 본 방법을 이용하여 외용제를 도포한 후 각질층에 대하여 측정하면, 제제에 의한 각질층의 흡습성을 높이는 기능 및 수분 함유 능력을 파악할수 있다. Corneometer®와 Skicon®의 기기 측정값을 비교하였을 때 높은 상관성을 보였으며(r=0.89), 필요한 상황에 따라 적절히 활용하면 된다(그림 4-3). Corneometer®는 수분량이 높은 곳에서, Skicon®은 수분량이 낮은 곳에서 감도가 낮다는 단점이 존재한다. 정확한 결과의 해석 기준은 없으며, 해부학적 위치에 따라 차이가 있다. 2017년 대한 화장품 산업연구원에서 발간한 피부 측정 결과 보고서에 의하면 한국인 얼굴은 50~60 AU(arbitary unit) 이상, 전박(forearm)은 30~40 AU 이상이면 정상적인 피부 수분 상태이다. 이를 토대로 평가 기준을 설정하면 얼굴은 50 AU 이하일 때 건성이며, 30 AU 이하일 때 심한 건성 피부에 해당한다. 전박의 경우는 이보다 좀 낮아서 30 AU 이하면 건성, 20 이하면 심한 건성이라고 추정한다(표 4-4).

표 4-4
Corneometer로 측정한 결과의 해석 기준 (20~25℃ 및 40~60% air humidity, unit: AU)

Type \ Area	Face, neck, trunk	Arms, Legs, Hands
Very dry	〈 30	〈 20
Dry	30–49	20–29
Moisturized	50–59	30–39
Sufficiently moisturized	≥ 60	≥ 40

Attenuated Total Reflectance-Fourier Transform Infrared Technique(ATR-FTR), Time Domain Reflectometry(TDR), Opto-Thermal Transient Emission Radiometry(OTTER) 등의 측정 기기가 있지만, 연구실 수준에서 활용하고 있다.

3) 피부 표면 형태 계측

건조 피부의 피부 표면 구조는 불선명하게 된다. 피부 구조의 방향성도 이방성이 강해진다. 피부 표면의 상태를 정량적으로 파악하여 간접적으로 각질층의 보습 상태를 알수 있다. 피부 표면 구조를 관찰하기 위해서 silicon rubber 등을 이용하여 피부 표면 replica를 채취하며, 요철 상태를 laser에 의한 3차원 계측이나 2차원 화상 해석으로 분석한다. Replica를 사이에 세우지 않고 피부 표면을 직접 관찰하는 방법은 video microscope, direct skin analysis 등이 있다.

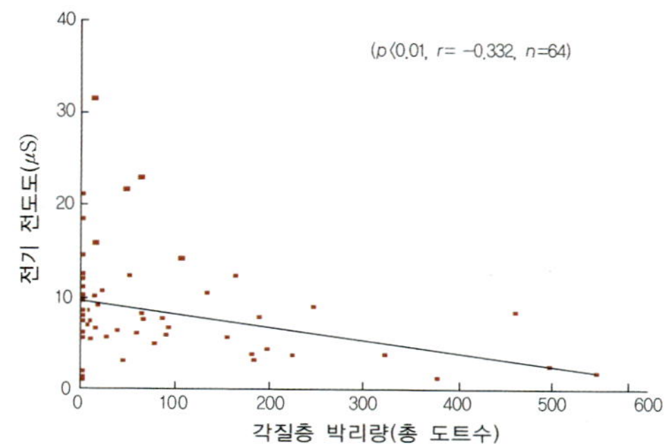

그림 4-4
건조증의 각질층 수분과 인설의 연관성

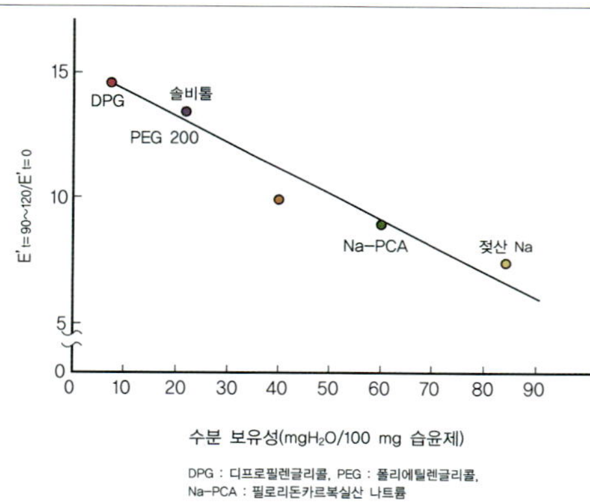

그림 4-5
다양한 습윤제 수용액(10%)을 박리시킨 인간 피부에 도포한 이후에 점탄성 비교

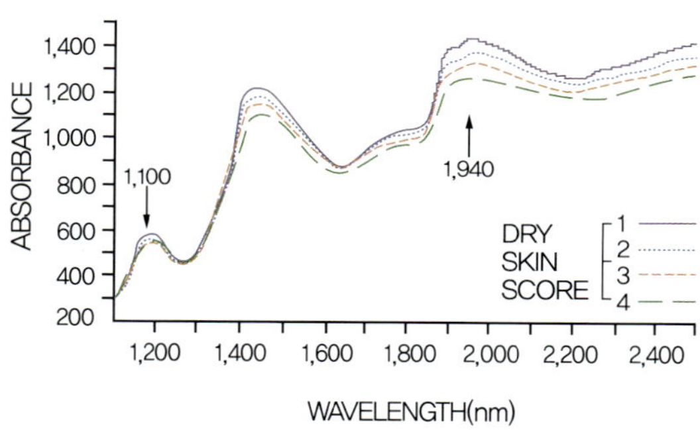

그림 4-6
근적외선 분광법을 이용하여 건조증을 측정함

4) 인설 측정

인설은 건조 피부의 정도에 따라 차이가 있다. 각질층 수분량과 인설량은 상관 관계가 있다. 인설 량의 변화로부터 외용제의 보습 효과를 평가할 수 있다. Video microscope를 쓰는 방법과 D-squame®을 이용하는 방법이 있다. Video microscope는 빛을 피부 표면에 조사한 이후에 확대 촬영하여 평가한다. 인설 부분은 주위보다 휘도가 높기 때문에 이치화(binarization)에 의해서 그 부분을 추출하여 일정 면적 중의 화소수로 인설량을 정량한다. D-squame®은 원판상의 접착제가 붙은 테이프를 이용한다. 피부에 일정한 압력을 가하여 stripping하며, background에 CCD camera로 찍어 일정 면적을 화상 분석하여 인설 정도를 평가한다.

5) 피부 점탄성 측정

각질층의 역학적 성질은 수분량에 의존하며, 수분이 많아지면 유연하게 된다. 이러한 성질을 이용한 피부 점탄성 평가는 보습력을 간접적으로 평가한다. 피부를 일정 방향으로 늘어나게 하는 인장력의 정도를 평가하는 Extensometer®, 2중 disc를 피부에 접착한 후에 일정한 힘으로 회전시켜 변화량을 조사하는 Twistometer®, 피부에 붙이는 센서 내부를 감압하여 피부 융기 높이로부터 피부의 인장성, 탄력성을 조사하는 Cutometer® 등이 있다. 그러나 피부의 물리적 성질을 측정하는 방법이므로 각질층만을 측정할수 있는 것은 아니다. 점탄성 평가 기기는 간접적인 보습 효과를 측정한다(그림 4-5).

6) 근적외선 분광법(Near Infrared Spectroscopy: NIR)

근적외선 확산반사 spectrum을 이용하여 각질층 수분량을 추정하는 방법(*in vivo*)이 Rigal 등에 의해서 보고되고 있다. 근적외선에서 물 분자는 2개의 흡수 파장 영역(1450nm 및 1940nm)을 갖는다. 피부에 흡수가 가장 작은 1100nm와 물 분자에 의한 1940nm의 peak 차이를 구하여 Skicom®으로 측정한다. 임상 평가에서 건조 피부와 연관성이 있다. 근적외선 분광법은 각질층의 보다 깊은 부위까지 측정하고 있기 때문에 건조 피부, 보습의 평가에 장점이 있다(그림 4-6).

7) 자기공명 단층 촬영법(Magnetic Resonance Imaging: MRI)

피부 수분을 측정한 연구의 대부분은 진피까지 포함된 결과이다. Salter 등은 측정 심도 60㎛ 분해능의 MRI를 이용하여 처음으로 각질층의 수화-탈수 상태를 영상화하였다. 피부 표면에 바세린을 도포하여 피부의 수분 증발을 억제하여 각질층을 수화시켰다. 수화의 정도에 따라서 각질층 중에 휘도가 다른 2개의 층이 관찰되며, 탈수 과정과 함께 사라진다. 그러나 분해능이 낮아서 각질층이 두꺼운 손끝에서 시행하였다. Querleus 등은 발 뒤꿈치를 15분간, 30℃의 물에 침수되었을 때의 변화를 N(H) (MRI에서 측정되는 자유수)로부터 조사하였다. 각질층의 수화 상태에 관해서 정량적으로 확인하였다. 각질층의 수화 정도를 정량적으로 검토할 수 있게 되었으나, 각질층이 두꺼운 부위의 결과이며, 극복해야 할 문제점이 남아있다.

8) 피부 표면 산성도(skin surface acidity, pH)

산성도는 피부 장벽의 견고성(integrity), 응집력(cohesion), 정상균 무리의 유지력을 반영하는 지표이다. 손상받거나 약화된 상태에서 산성도가 감소하여 pH가 중성에 가깝게 상승한다. 기기는 완충액이 채워진 원통형 유리 초자봉에 연결된 전극으로 구성되며, 초자봉을 피부에 접촉시켜 실시간으로 측정한다.

피부 표면은 소수성을 띄며, 순수한 액상의 물을 포함하지 않고, 지질이 포함된 수성 혼합물이 표면을 감싸고 있다. 전극이 피부 수분과 작용하면 각질층의 양친매성 자유지방산에서 H^+ 이온이 유리 된다. $pH=-log[H^+]$ 공식에 의해 수치가 결정된다. 그러나 세포 내 수분의 H^+ 이온 뿐 아니라 다양한 지질, 수성 물질의 영향을 받을 가능성이 있다. 측정 전극을 증류수에 살짝 담그고 아주 소량만(20μL) 남아있게 한 상태에서 피부 표면에 접촉하여 측정한다. 정상 각질층의 산성도는 문헌에 따라 다소 차이가 있지만 pH 4.5~5.5 정도이다.

TEWL이나 수분량처럼 다양한 인자에 의해 측정 수치가 영향을 받을 수 있기 때문에 주의가 필요하다. 물로만 씻은 경우는 2~3시간, 합성 세정제로 씻은 경우는 5시간, 알칼리성 비누로 씻은 경우는 10시간이 경과한 이후에 측정해야 한다.기기는 pH meter 1140(Mettler-Toledo, Greisensee,

Switzerland), Skin pH meter 900 or 905(Courage & Khazaka, Germany), Russell pH Ltd(Auchtermuchty, Fife, UK), pH meter(Radiometer, Copenhagen, Denmark)이 있다.

2. 보습제 평가 시험법

보습제 개발에서 각질층과 표피의 수분 함량을 유지시키는 방법(hydration)을 찾는 것이 일차적인 목표이다. 우수한 보습제는 인위적인 밀폐 효과(occlusion) 지속, 습도 및 온도 변화에 영향을 적게 받으며, 각질층의 수분량을 일정하게 유지해야 한다.

1) 보습 유지 능력 평가

보습제의 유효성 평가는 매우 중요하다. 유효성 판정을 위해 임상적 효능 외에도 다양한 생물학적 평가 지표 및 경제적 · 기술적 측면을 고려하여 현실적인 평가 지표가 설정되어야 한다(표 4-5). 다양한 측정 기기가 현재 시판되고 있으며, 기기 마다 특성에 차이가 있고, 측정치에 영향을 끼치는 외적 · 내적 인자가 있다. 따라서 기기에 의해 측정된 수치 해석을 위주로 한 보습 평가에서 결과에 영향을 미치는 다양한 인자를 표준화하고, 이들을 비교하거나 공통 지표를 도출시키는 방법을 선택해야 한다.

표 4-5
보습제 효능 평가법

평가 요소	방법
육안 평가	Photography Videomicroscopy Expert visual grading Subject self-assessment
피부 수분 함량	Skin hygrometers(electrical; e.g., capacitance and conductance) Spectroscopy(e.g., acoustic, infrared, and nuclear magnetic resonance)
피부 장벽 기능	Transepidermal water loss
피부 탄력성	Various biomechanical techniques(e.g., ballistometer and dermal torque meter) Pinch recoil
임상 효능 평가	Disease severity assessments

피부가 건조해질수록 각질층 수분 함량은 낮아지며, 피부 투과 장벽 기능 저하에 의해 경표피수분 손실이 상승한다. 따라서 보습 효과 평가는 사용 전후에 수분 함량 수치의 증가와 경표피 수분 손실이 낮아지는 정도로 판단한다. 지표를 표준화하여 측정하는 구체적인 방법은 소수의 기준이 제시되었다. 유럽 전문가 집단(EEMCO, European Group for Efficacy Measurements on Cosmetics & Other Topical Products)에서 피부 수분 함유 정도를 전기적인 방법으로 측정하는 기준을 제시하였다(1997년). 경표피 수분 손실의 측정은 EEMCO 그룹에서 2001년에 기준을 제시하여 지금까지 표준화된 방법으로 흔히 사용되고 있다. 2013년, the 5th International Conference on Occupational and Environmental Exposure of Skin to Chemicals(OEESC)은 수분량 및 경표피 수분 손실, pH 측정에 관한 기준을 제시하였다.

보습제 자체를 평가하는 방법은 정상 피부에 1회 도포, 정상 피부에 시간을 두고 여러 번 반복 도포, 실험적으로 강한 피부 자극 이후에 보습제 도포, 시간을 두고 약한 자극을 여러 번 가한 이후에 도포, 다양한 피부 질환을 대상으로 평가한다. 또한 "regression test"은 4일에서 3주까지 시험용 보습제를 해당 부위에 하루 2회 도포한 후에 사용을 중단하고 다시 원상태로 회복되는 기간을 비교하는 방법이며, 이를 응용한 다양한 비교 분석법이 사용되고 있다.

평가 지표는 건조 피부의 육안적 등급 평가에서 기기 평가까지 다양한다. 상황에 따라 시행하지만 표준화된 방법은 없다. 비교 대상은 시험 목적에 맞게 무처치, 기존에 알려진 보습제, 10% glycerine 등을 이용한다.

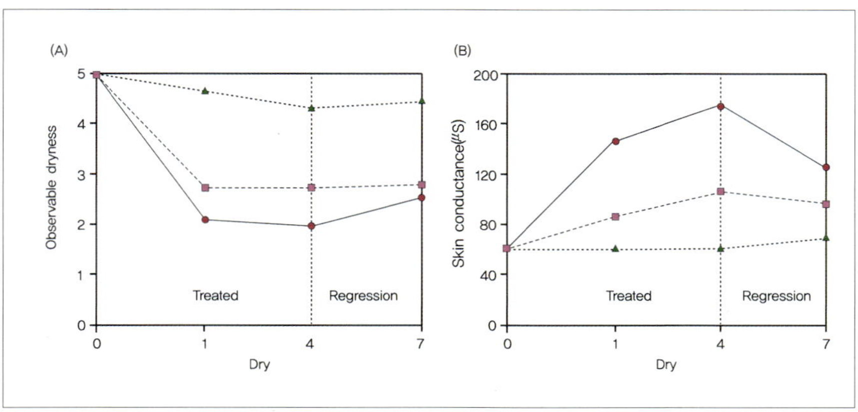

그림 4-7
단기 Application-Regression 테스트를 이용한 보습제의 효능 평가

측정 기기를 이용해서 보습력을 판단하는 평가 방법은 다양하다. 도포하는 기간/횟수에 따라서 단기 및 장기로 나눈다. 임상 등급에 의한 평가보다 객관적이지만, 단일 기기 측정 수치가 보습력을 완전히 반영할수 없으므로 다양한 지표를 평가해야 한다. 또한 안정된 상태의 정적 상태를 이용하거나, 피부 장벽 손상 이후 또는 수분의 이동을 밀폐시킨 후의 동적 변화를 측정하는 방법이 있다.

① 단기 보습 시험(Short time hydrating effect, single application test)

평가할 시료(1~2 mg/cm^2)를 2x2 혹은 3x3 cm^2 정도의 면적에 라텍스 장갑을 착용하고 손가락으로 1회 도포하며, 과잉분은 화장지로 닦아낸다. 결과 비교를 위하여 필요에 따라 glycerine 10% 수용액 등을 도포 및 미처치 부위에서 대조 평가한다. 경과 시간(3~24시간)에 따라 일정한 간격으로 전기 전도도, 전기 용량, 경표피 수분 손실 등의 전후 변화를 측정하는 방법이다. 간편하므로 흔히 시행되고 있다. 단기 시험법으로 평가한 결과는 각질층 수화 정도에 의해 결정되는 것이 아니라 기제의 영향도 있으므로 어디까지나 예측일 뿐이다. 측정치는 초기에 급격히 높아지고 이후에 하강하여, 거의 평탄(pula calamus)하게 된다. 이후에 서서히 감소하여 도포전의 값으로 되돌아가게 된다(그림 4-8). 보습력의 비교는 평탄하게 되었을 때의 값이나, 감소 과정 중의 값을 선택한다. 일반적으로 권장되는 임상 평가 설정을 표 4-6에 정리하였다.

표 4-6
보습제 효능 평가를 위한 임상 연구 방법(from Textbook of Cosmetic Dermatology written by Baran R and Maibach HI)

항목	방법
측정 부위	전완부(volar forearm) 혹은 하지 앞면(anterior lower leg)
시험 설계	양측에 각각 비교 연구(두 가지 비교 혹은 한 부위는 무처치 대조 부위위로 지정), 최대한 이중 맹검 유지
도포 방법	가볍게 문지르면서 도포
도포량	1~2 mg/cm^2
도포 넓이	4 cm x 4 cm(minimum 2 cm x 2 cm)
평가 항목	각질층 수분 함량 (SC hydration/water content), TEWL
· 도포 전	도포 10~30분 전에 측정(baseline control)
· 도포 후	도포 후 매 10~15분 마다 측정
· 총 시험 시간	60~180분

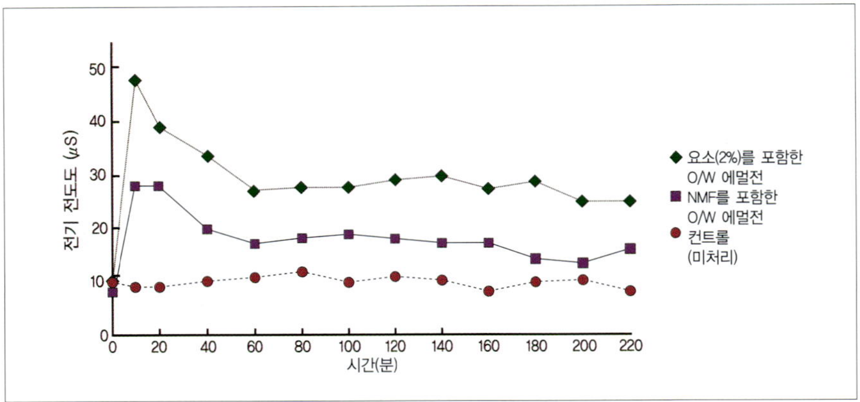

그림 4-8
단기 보습 평가 시험
보습 제제를 도포(2mg/cm²)한 이후에 Skicon 200으로 각질층의 수분 함량 비교.

② 장기 보습 시험 (Long time hydrating effect, multiple application test)

단회 도포 시험보다 실제적 사용에 중점을 둔 방식이다. 하루 2회(아침 · 밤), 2~4주간, 건조 피부가 존재하는 피검자에게 시행한다. 제품을 사용한 이후에 일정 시점에 내원하여 변화를 비교하는 방법이다(측정일 아침에 미도포!). 기후 변화(온도, 습도), 피검자에 사용법에 따른 영향을 받기 때문에 해석에 다양한 인자가 개입할 여지가 많으므로 피검자 숫자가 많아야 한다. 신체의 좌우 대칭 부위(예를 들면 두 곳의 전박 · 종아리 내측의 한 쪽에는 시료를 도포하고, 다른 한 쪽은 미처치 대조군)로 설정한다(그림 4-9).

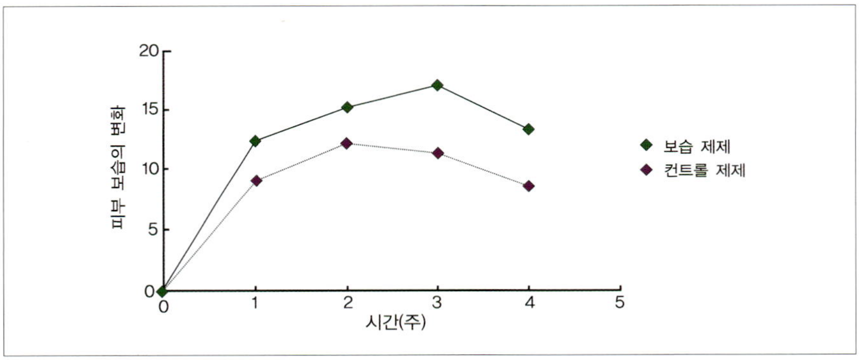

그림 4-9
장기 보습 평가 시험
W/O 에멀전 보습 제제를 1일 2회, 3주간 사용 및 1주간 사용하지 않았을 때의 피부 보습 비교.

③ 정적 상태 측정 및 동적 상태 측정(Static state vs Dynamic state assessments)

정적 상태(static state, baseline state)의 비교는 단순히 제품을 도포한 전후에 측정치를 비교를 하는 방법이다. 동적 상태(dynamic state)는 테이프나 아세톤 등을 이용하여 피부 장벽 기능을 손상시키거나 자극하여 피부를 밀폐

하며, 수분을 각질층에 농축시키고 밀폐를 제거한 후(밀폐법)에 회복 및 변화 과정의 측정치를 비교하는 방법이다. 동적 상태 시험법은 복잡하고 해석에 다양한 인자가 존재하므로 단점이 있지만, 장벽 회복률 등의 피부 생리 기능을 판단할 수 있는 고차원적인 비교 분석법이다.

④ Sorption–desorption 시험

각질층의 수분 흡수 및 보유 능력을 측정하는 방법이다. 시험용 제품을 바른 후에 일정한 용량의 물을 부위에 떨어뜨리고 부드러운 종이 타월로 닦아낸다. 이후에 30~90초 간격으로 각질층의 전기 용량(capacitance)를 측정하여 변화 정도를 비교하는 방법이다(그림 4-10).

그림 4-10
97명을 대상으로 시행한 water sorption–desorption test

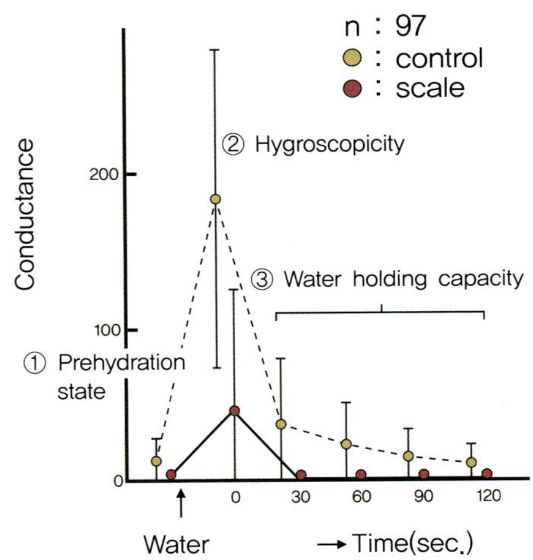

2) 피부 질환의 보습제 효능 평가

보습제의 보습/장벽 기능 효과만을 평가하는 것이 아니라 임상 효능의 유무를 평가해야 한다. 대표적으로 아토피 피부염이 있으며, 대상자 선정/제외 기준을 통해 선별하는 임상 시험 단계이다. 아토피 피부염에 사용하는 보습제는 임상 시험 결과를 임상 진단/치료에 적용하기 위해서 임상 시험 결과가 타당해야 하고 재현성이 높으며, 기존 자료와 비교 가능해야 한다. 그러나 가려움증이라는 주관적 증상과 피부 홍반/태선화/각질 등의 피부 증상이 복합적으로 얽혀있는 아토피 피부염에서 어떠한 방식으로 평가된 임상 시험이 질환의 중증도를 제대로 반영하는 것인지에 대해 합의된 기준이 없다. 그러므로 다양한 방법이 임상 시험에 사용되고 있다. 최근에 아토피 피부염 환자를 대상으로 시행한 임상 시험의 표준 지침을 제시한 'Harmonising Outcomes Measures for Eczema(HOME)'에 의해 지표를 규정하고 통일하려는 연구가 진행되고 있다(표 4-7).

표 4-7
HOME initiative 연구에서 제시한 COS 항목에 따른 보습제 임상 연구의 평가 지표

Recommended core outcome domains	Sugarman JL and Parish LC (2009)	Kircik LH and Del Rosso JQ (2011)	Belloni G, Pinelli S et al. (2005)	Boguniewicz M, Zeichner JA et al.(2008)
Clinician-reported clinical sign	SCORAD, IGA	IGA	Rajka and Langeland's criteria, EASI score	IGA, EASI
Patient-reported symptoms	Pruritus Sleep habits	Pruritus PGA	Pruritus(VAS) Sleep(hours)	Pruritus(VAS) PGA
Quality of Life	-	o		
Long-term control of flares			F/U: 2 weeks	Need for rescue medication in a flare phase

VAS: visual analogue scale; IGA: investigator's global assessment; PGA: patient(or caregiver)'s global assessment
SCORD : scoring atopic dermatitis; EASI: the eczema area and severity index

보습제를 이용한 기존의 임상 시험은 기본적으로 randomized, controlled study의 형식을 갖추고 있으나, 전반적인 피험자의 수는 20~30명이다. 1상-2상-3상처럼 의미를 조금씩 달리하는 후속 연구 결과가 없다는 점에서

표 4-8
아토피 피부염에서 이상적인 보습제

아토피 피부염에서 피부장벽 이상 및 염증 상태	이상 조건을 해결하기 위한 보습제 요건
높아진 피부 표면 pH	약산성 pH
감소된 각질층 지질(특히 세라마이드)	생리적 지질 화합물을 이용한 보충
지질 층판 구조 이상	각질층 지질 층판의 형성을 돕는 구조
감소된 천연 보습 인자	천연 보습 인자 보충
알레르겐/자극원/병원체의 피부 침투 증가	침투를 막을 수 있는 차폐막
가려움증-긁음의 악순환	항소양/항염증 효능
건조하고 갈라진 피부	보습의 지속성 유지 능력 우수
민감한 피부	사용감(발림성) 우수

검증의 측면이 미약하다. 앞서 기술한 HOME working group에서 제시한 임상 평가 지표 COS에 의하면 중증도의 평가는 EASI나 SCORAD를 이용하는 경향이 있고, 소양증 평가는 어느 정도 잘 수행되고 있다. 그러나 삶의 질이나 장기 관찰에 따른 악화 파악은 연구 규모 면에서 볼 때 시행이 어려운 측면이 있다. 아토피 피부염 환자에서 보습제 도포 후에 각질층 수분량이나 TEWL 변화를 평가할수 있지만, 질환의 중증도를 반영할 수 없기 때문에 해당 질환의 효과 유무에 관하여 정확히 파악할 수 없다(표 4-8).

3) 아토피 피부염 외용제 임상 시험에서 고려해야 할 사항

아토피 피부염의 증상 개선을 위한 목적의 보습제 효과를 검증하기 위한 임상 시험을 고안할 때 고려 사항을 소개한다.

① 모집 피험자의 중증도 선정

일반적으로 외용약의 임상 시험은 중등도에서 심한 환자를 대상으로 하는 경우가 많으나, 보습제의 경우는 경증~중등도에 속하는 경우가 대부분이다. 보습제의 예상 효과가 약한 편이고, 주요 적응이 경증으로 맞추어져 있다. 중등도가 심한 아토피 피부염 환자에서 보습제의 도움 유무를 확인하면 근거 중심의학 측면에서 바람직하다. 첫 연구는 경증 위주이지만, 후속 연구들을 통해 추가적으로 검증해 나가는 노력이 필요하다.

② 임상 중증도 평가 방법

최근에 3가지 방법이 사용되고 있다. EASI 및 SCORAD 같이 여러 증상 항목을 면적 혹은 개개의 중증도로 체계화하여 점수화하는 방식, IGA 처럼 특정 부위 혹은 환자의 전체 상태를 시험자가 전반적으로 평가하는 방식이다. 어떤 방식이 우월할까? 여전히 논의 대상이 되고 있으나, 전반적인 흐름에 의하면 EASI score는 평가 방식의 수월성, 재현성 등에서 좀 더 우수하다.

③ 아토피 피부염 치료용 보습제는 약(Drug)일까? 화장품(Cosmetics)일까?

미국 FDA는 보습제를 드레싱 제제와 같은 의료기기(재료)의 일종으로 간주하였다. 국내에도 일부 보습제는 드레싱 제제처럼 허가를 받았다. 보는 시각에 따라서 임상 시험의 디자인과 규모가 결정될 것이므로 다양한 의견 수렴이 필요하다. 화장품의 효능을 강조하는 현 추세는 임상 시험의 형식만 갖춘 부실한 임상 시험을 남발하고 있다. 검증의 질을 저하시키고 환자에게 잘못된 정보를 제공하는 역효과가 초래된다. 화장품 영역에 속하는 대부분의 보습제는 보습, 습윤, 윤활 기능을 갖고 있으므로 아토피 피부염 환자에게 도움이 된다. 여기에 기존 보습제 보다 더 뛰어난 효능을 갖고 있다고 검증을 할 때에 어느 정도 효능이 치료약이며, 아토피 치료용 화장품은 어느 정도 되어야 하는지 기준을 정할 수 없는 상황에 직면하고 있다.

④ 도포 양의 표준화

보습제 임상 시험에서 도포 양의 표준화 연구는 많지 않은 실정이다. 막연히 많이 도포하는 방식 보다 표준화해서 적정량을 도포해야 한다. 보습제 도포량, 빈도 등의 사용법은 증상 조절을 위해서 중요하다. 몸에 바르는 크림은 일상 활동을 하지 않은 실험적인 환경에서 8시간 이후에 처음 도포한 용량의 50퍼센트 이상 제거된다. 그러므로 하루 3회 이상의 반복 도포가 필요하다. 그러나 일상 생활에서 쉽지 않은 상황이다. 보습제 관련 임상 연구에 의하면 하루 2회 도포하는 방법이 제시되었다.

보습제 도포량은 2012년에 제시된 유럽 아토피 피부염 학회의 치료 가이드라인에 의하면 성인은 주당 500그램, 소아는 주당 250그램 이상을 권고하고 있다. 그러므로 성인은 한 달에 약 2,000그램, 초등생 정도의 소아는 1,000그램을 사용해야 한다. 200 ml 정도의 로션 포장으로 대략 산출하면 성인은 10개, 소아는 5개이다. 그러나 환자에게 처방된 보습제 양은 평균 1~2개이다. 경제적 및 사회적 환경에서 도포량을 맞추는 것이 절대적이지 않더라도 보습제 사용량은 아토피 피부염이나 건조 피부 환자의 경우에 매우 부족하다는 사실을 염두에 두어야 한다. 그러므로 보습제 사용법에 관한 교육과 설명에 주력해야 한다. 아토피 피부염의 경우에 비병변부 피부에서도 피부 장벽 기능의 이상이 존재하므로 지속적이며, 전신적인 도포 습관이 필요하다.

⑤ 우월성 마진 설정

효과가 없다고 가정하는 위약 기제를 대조군으로 시행한 연구에서 "일차 평가 지표의 우월성이 대조군에 비해 어느 정도 좋아야 효능을 인정해 줄 것인가?" 라는 문제가 있다. 또는 기존에 검증된 치료제와 비열등성(비교) 연구에서 비열등성을 완전한 통계적 검정 혹은 1/2정도만 되어도 인정해 줄 것인지 결정해야 한다.

⑥ 동반 치료제의 사용 여부

경구 항히스타민제 복용 유무에 관한 문제도 고려해야 한다. 일부 보습제 임상 연구에서 약한 외용 스테로이드제는 급성 악화 병변에 사용하였다. 임상 진료에서 보습제 단독으로 유지할 수 있는 경우가 흔하지 않다. 그러므로 어느 선까지 기존 치료를 유지하면서 보습제 임상 시험을 해야 할까? 결과 해석이 필수적이다.

4) 맺음말

보습제의 유효성 평가는 피부 장벽 기능의 평가를 기반으로 한 *in vitro* 세포실험, *in vivo* 동물 실험, *in vivo* 인체 실험이 모두 적용될 수 있다. 화장품의 보습 기능 평가는 인체를 대상으로 시행한 도포 전후의 비교 시험이 흔히 이용된다. 공인된 유럽 기준 EEMCO(European Group for Efficacy Measurement on Cosmetics and Other Topical Products) 기준이 있으나, 근거는 약 10년 이상 경과하였다. 측정 기술의 발달, 화장품 재료 및 유럽 인종을 대상으로 시행한 인종적인 차이 등을 감안할 때 국내 실정에 적합하지 않은 측면도 있다. 또한 개별 측정 결과를 연구소간에 비교한 재현성 자료 및 제품의 우월성 규명에 한계점이 있다.

보습제의 역할이 중요한 아토피 피부염의 경우에 국외 연구 흐름 및 피부 생체 지표 측정 기술 등을 파악하면서 아토피 피부염 관련 연구자/의료인/산업계 등이 최상의 기준에 합당한 시스템 구축을 통해 문제를 해결해야 한다. 아토피 피부염이라는 사회적 관심과 더불어 다양한 보습제가 수입 혹은 개발/출시되고 있으며, 의료 공학기술 발전과 함께 제품의 효능을 평가할 수 있는 객관적이고 표준화된 방법이 개발되어야 한다!

(본 내용의 일부는 참고 문헌 27,28, 29를 수정 · 보완함)

참고 문헌

1. Myer K, Maibach H. Stratum corneum evaluation methods: overview. Skin Res Technol 2013;19:213-219.

2. Rosado C, Pinto P, Rodrigues LM. Assessment of moisturizers and barrier function restoration using dynamic methods. Skin Res Technol 2009;15:77-83.
3. Viciolle E, Castilho P, Rosado C. In vitro and in vivo assessment of the effect of Laurus novocanariensis oil and essential oil in human skin. Int J Cosmet Sci 2012;34:546-550.
4. Lin TK, Man MQ, Santiago JL, et al. Topical antihistamines display potent anti-inflammatory activity linked in part to enhanced permeability barrier function. J Invest Dematol 2013;133:469-478.
5. Rogiers V. EEMCO guidance for the assessment of transepidermal water loss in cosmetic sciences. Skin pharmacology and applied skin physiology 2001;14:117-128.
6. Hong SP, Oh Y, Jung M, et al. Topical calcitriol restores the impairment of epidermal permeability and antimicrobial barriers induced by corticosteroids. Br J Dermatol 2010;162:1251-1260.
7. du Plessis J, Stefaniak A, Eloff F, et al. International guidelines for the in vivo assessment of skin properties in non-clinical settings: Part 2. transepidermal water loss and skin hydration. Skin Res Technol 2013;19:265-278.
8. Gabard B, Clarys P, Barel AO. Comparison of commercial electrical measurement instruments for assessing the hydration state of the stratum corneum. 2nd eds., Boca Raton:CRC Press. 2006.
9. Eberlein-Konig B, Schafer T, Huss-Marp J, et al. Skin surface pH, stratum corneum hydration, transepidermal water loss and skin roughness related to atopic eczema and skin dryness in a population of primary school children. Acta Derm Venereol 2000;80:188-191.
10. Parra JL, Paye M, Group E. EEMCO guidance for the in vivo assessment of skin surface pH. Skin Pharmacology and Applied Skin Physiology 2003;16:188-202.
11. Rawlings AV, Canestrari DA, Dobkowski B. Moisturizer technology versus clinical performance. Dermatol Ther 2004;17(S):49-56.
12. Berardesca E. European Group for efficacy measurements on C, other topical P. EEMCO guidance for the assessment of stratum corneum hydration: electrical methods. Skin Res Technol 1997;3:126-132 .
13. Rogiers V, Group E. EEMCO guidance for the assessment of transepidermal water loss in cosmetic sciences. Skin pharmacology and Applied Skin Physiology 2001;14:117-128.
14. Stefaniak AB, Plessis J, John SM, et al. International guidelines for the in vivo assessment of skin properties in non-clinical settings: part 1. pH. Skin Res Technol 2013;19:59-68.
15. Gabard B. Testing the efficacy of moisturizers. In: Bioengineering of the skin: Water and the stratum corneum (Elsner P, Berardesca E, Maibach H, eds). Boca Raton, FL.: CRC Press. 1994;147-170.
16. Kligman AM. Regression method for assessing the efficacy of moisturizers. Cosmetics and Toiletries 1978;26:387-396.
17. Glove GL. Skin surface hydration changes during a mini regression test measured in vivo by electrical conductivity. Curr Ther Res 1992;52:556-561.
18. Gerbens LA, Chalmers JR, Rogers NK, et al. Reporting of symptoms in randomized controlled trials of atopic eczema treatments: a systematic review. Br J Dermatol

2016;175:678-686.
19. Schmitt J, Spuls PI, Thomas KS, et al. The Harmonising Outcome Measures for Eczema (HOME) statement to assess clinical signs of atopic eczema in trials. J Allergy Clin Immunol 2014;134:800-807.
20. Chalmers J, Deckert S, Schmitt J, et al. Reaching clinically relevant outcome measures for new pharmacotherapy and immunotherapy of atopic eczema. Curr Opin Allergy Clin Immunol 2015;15:227-233.
21. Sugarman JL, Parish LC. Efficacy of a lipid-based barrier repair formulation in moderate-to-severe pediatric atopic dermatitis. J Drugs Dermatol 2009;8:1106-1111.
22. Kircik LH, Del Rosso JQ. Nonsteroidal treatment of atopic dermatitis in pediatric patients with a ceramide-dominant topical emulsion formulated with an optimized ratio of physiological lipids. J Clin Aesthet Dermatol 2011;4:25-31.
23. Belloni G, Pinelli S, Veraldi S. A randomized, double-blind, vehicle-controlled study to evaluate the efficacy and safety of MAS063D (Atopiclair) in the treatment of mild to moderate atopic dermatitis. Eur J Dermatol 2005;15:31-36.
24. Boguniewicz M, Zeichner JA, Eichenfield LF, et al. MAS063DP is effective monotherapy for mild to moderate atopic dermatitis in infants and children: a multicenter, randomized, vehicle-controlled study. J Pediatr 2008;152:854-859.
25. Hon KL, Ching GK, Leung TF, et al. Estimating emollient usage in patients with eczema. Clin Exp Dermatol 2010;35:22-26.
26. Ring J, Alomar A, Bieber T, et al. Guidelines for treatment of atopic eczema (atopic dermatitis) part I. J Eur Acad Dermatol Venereol 2012;26:1045-1060.
27. 이해광, 남개원, 피부 보습 효과의 측정 및 평가. 한국피부장벽학회지 2007; 9:52-58.
28. 홍승필. Assessment of skin barrier function and moisturizer efficacy. 한국피부장벽학회지 2014;16:56-64.
29. Imayama S, Miyachi Y, Matsunaga K. Advanced cosmetic dermatology. 1st eds. Nankodo Co. Tokyo. 2008.

사용 방법/적응증 · 부적응증

Method of use/indication · contraindication **05**

1. 도포 용량

피부에 균일하게 퍼지고 약간 번들거리는 정도로 도포하는 것이 좋다. 도포 후의 번들거림이나 끈적거림을 싫어하는 환자는 불충분한 양의 보습제를 도포하므로 도포량을 확인해야 한다. 외용제를 피부에 도포할 경우에 손가락 마디 단위 개념을 숙지해야 한다(그림 5-1). 그러나 기제의 종류에 따라 차이가 있으므로 일반적으로 적용할수 없다. 성인은 주당 500~600gm(30g x 3회 x 7일=630gm), 소아는 240gm을 추천하고 있다(표 5-1).

그림 5-1
손가락 마디 단위(FTU)와 부위별 용량

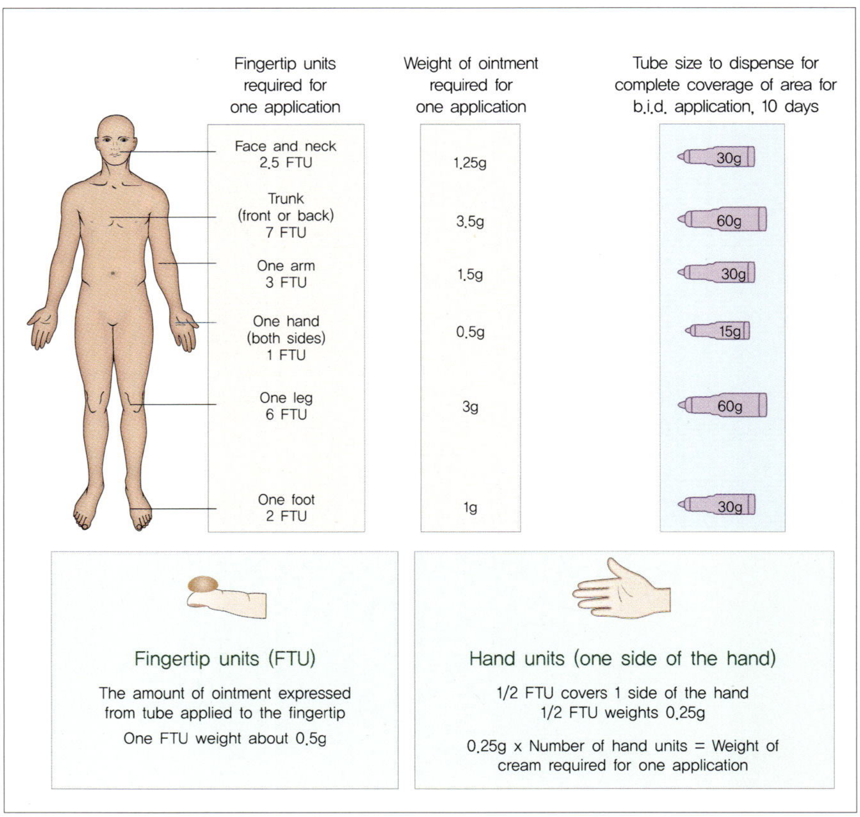

표 5-1
연령/부위별 FTU

연령/부위에 따른 FTU					
부위	1세미만	1-4세	5-9세	10-15세	성인
얼굴, 목	1	1.5	1.5	2	2.5
손	0.5	1	1	1	2
두피	1.5	2	3	4	5
팔	1.5	2	3	4	5
다리	3	4	6	9	16
몸통(앞, 뒤)	3	6	7	10	14
사타구니, 생식기	0.5	0.5	1	1	2

손가락 마디 측정 법: 손가락 마디 단위(finger tip unit, FTU)는 보습제 사용량을 측정하는 방법이다. 성인의 손가락 끝마디 길이만큼 짜낸 크림이나 연고의 양을 의미한다. 1FTU는 0.5그램, 2FTU는 1그램 정도이다.

2. 도포 순서

얼굴에 화장수, 유액, 미용액, 크림 등의 기초 화장품을 사용하고 있는 여성은 어느 시기에 보습제를 사용해야 할까? 기초 화장품은 보습을 목적으로 사용되고 있기 때문에 의사가 권장하는 보습제가 기초 화장품보다 우수하면 기초 화장품의 사용을 중지해도 좋다.

한국 여성은 화장수를 사용하는 습관이 있으므로 망설임이 있는 사람이 많다. 화장수를 사용한 이후에 유지 성분이 많은 보습제를 사용해야 한다. 항염증제가 포한된 제품을 병합할 경우에 기름기가 많은 제품을 먼저 도포하면 수용액 제제의 경피 흡수가 낮기 때문에 기름기가 많은 제제는 나중에 도포해야 한다. 약제와 보습제를 사용할 경우에 보습제를 먼저 바른 후 30분 뒤에 약제를 도포한다.

3. 사용 방법

보습제를 손바닥에 바른 이후에 손바닥 전체를 이용하여 도포하면 넓고 균일하게 적용할 수 있다. 광범위한 피부 건조증 또는 도포가 어려운 부위(등)는 입욕제를 사용해야 한다. 보습제 도포 방법의 숙지는 최선의 효과를 얻기 위해서 필수적이다. 연화제 · 친수성 물질을 도포하는 경우를 제외하고, 대부분의 밀폐 성분 오일은 샤워나 스폰지를 사용한 목욕 이후에 피부를 촉촉하게 한 상태에서 도포해야 한다. 양쪽 손바닥으로 보습제를 문지른 후에 모낭 방향을 따라서 부드럽게 도포한다. 강하게 문지르면 오일 모낭염(oil folliculitis)이 발생한다.

도포에 의한 분포는 기제에 따라 차이가 있다. 두꺼운 연고는 점성이 낮거나 휘발성 성분에 비해서 보다 고르게 분포한다. 크림이나 연고는 로션이나 팅크제에 비해 주변으로 활성 물질을 잘 전달할 수 있다. 도포된 활성 물질은 표면에 머무르다 피부 속으로 흡수되어 대사되거나, 기화되어 사라지거나, 다른 물질과 접촉하여 소실된다. 8시간 이후에 50%의 보습제가 피부에 잔존한다.

4. 사용 시기

1) 도포 시기

보습제의 도포 시기는 건조증에 의해 증상이 나타나면 사용한다. 예방 또는 유지 요법은 피부 온도가 높고, 각질층의 수분이 충분할 때 도포하면 효과적이며, 보습제의 낭비를 줄일 수 있다. 얼굴은 세안 후에 즉시 도포하라. 그러나 피지 분비량이 많은 부위에 발생한 피부염이나 세안에 의해 피지가 결핍되면 보습제의 사용 부위를 제한해야 한다. 세안 후 15~30분 이내에 건조증이 지속되는 부위에 도포해야 한다. 피지가 과다하게 존재하는 부위는 면포(comedone)의 원인이 되므로 보습제 도포를 피해야 한다.
체간은 샤워나 목욕 직후에 피부 온도가 높고, 각질층 내에 수분이 잔존하고 있을 때 도포해야 한다. 등과 같이 도포하기 어려운 부위는 도포 후에 따스하게 적신 타월을 이용하면 보습제가 균일하게 도포된다. 건조 피부에 침투성이 높은 제제나 겔 제제를 사용하면 따가움을 느낄수 있다.
세안, 샤워, 목욕 후 20분 이내에 도포해야 한다. 목욕에 의해 수분이 공급된 피부는 20분 이후에 목욕 전의 수분 상태로 복귀한다. 그러므로 목욕 전보다 건조해진다. 온수 목욕 후의 도포 시간에 따른 보습 효과를 비교한 실험에 의하면 30분 후보다 10분 후에 도포하면 효과가 높았다. 피부가 건조해지거나 소양증이 발생하면 긁기 전에 보습제를 도포해야 한다.
두꺼운 인설이 존재하는 부위의 보습제 도포는 제제의 신전성이 낮으므로 다량의 용량이 필요하다. 그러므로 목욕 직후에 각질층이 수분을 유지하고 있는 기간에 도포해야 한다. 목욕 후에 피부 온도가 상승하므로 제제의 신전성은 상승한다. 바세린 등의 유지성 제제는 목욕 직후에 타월로 완전히 수분을 닦아내지 않으면 신전성이 증가하여 끈적거림이 적다는 느낌을 준다. 수상과 유상을 유화시킨 제제를 물방울이 남아 있는 피부에 도포하면 성분이 물에 흡수될 가능성이 있기 때문에 수분을 제거한 이후에 도포하는 것이 좋다. 소량의 수분이 남아 있을 때 도포하면 도포 직후에 각질층의 수분량이 증가하지만, 도포 후 2~3시간이 경과하면 수분이 증발하므로 미도포 부위와 차이가 없다.

건강한 사람의 전완부를 37℃의 물에 20분간 담근 후 물에서 꺼내어 종이 타월로 수분을 제거한 상태 및 실온 21 ± 1℃, 상대 습도 50 ± 3%(relative humidity)의 실내에서 시간 경과에 따른 전도도를 측정하였다. 물에서 전완부를 꺼낸 후 10분 후에는 물에 잠기기 전의 상태로 복귀하였다. 피부 건조증이나 아토피 피부염, 건선 등의 염증성 피부 질환은 각질층의 수분량이 낮으므로 급격하게 각질층의 수분량이 감소한다.

2) 몇 시간마다 도포해야 할까?

표피의 전도도를 측정하면 간접적으로 각질층의 수분량을 평가할수 있다. 보습제 도포 전후의 각질층 수분량을 측정하면 정량적으로 보습제의 유용성을 평가할수 있다. 전완부 굴측 피부에 보습제를 도포하기 전, 도포 직후, 30분 후, 1시간 후, 2시간 후, 3시간 후, 6시간 이후에 각질층 수분량을 측정하였다. 각질층의 수분량은 외부 온도나 습도의 영향을 받기 때문에 발한이 생기지 않는 22° C 이하, 상대 습도가 일정하게 유지(40~50% 상대 습도)되는 실내에서 측정하였다.

바세린 등의 유지성 제제 이외의 제제는 수분이 포함되어 있기 때문에 도포 직후의 각질층 수분량은 현저하게 높은 수치를 나타내었다. 이후에 수분 증발에 의해 각질층 수분량은 급격히 감소하였다. 각질층 수분이 장시간 유지되면 보습성이 뛰어난 제제이다.

도포 전의 상태로 빨리 복귀하여 도포하지 않은 부위와 차이가 없는 보습제 또는 수분 유지 시간이 6시간이상 지속되는 다양한 제품이 시판되고 있다.보습 기능의 지속 시간을 고려하면 1일 2회 이상, 가능하면 6시간 간격으로 도포하는 것이 바람직하다. 보습 기능이 낮은 건성 피부는 각질층의 수분량 저하가 정상인에 비하여 빠르기 때문에 더 많은 횟수의 도포가 바람직하다. 노출 부위는 잦은 도포가 가능하다. 그러나 옷으로 감싸인 부위에 6시간 간격으로 도포하는 행위는 현실적으로 어렵기 때문에 1일 2~3회 정도가 적당하다.

3) 매일 도포해야 할까?

보습력이 높은 보습제를 5일간 연속 1일 2회 도포하면 2~3일 도포하지 않아도 보습이 유지되지만, 건성 피부는 매일 도포해야 한다. 일반적으로 도포 8시간 이후에 50%의 보습제가 피부에 잔존하였다. 아토피 피부염 환아의 부모에게 실시한 설문 조사 결과를 소개한다. 경증의 환아는 1일 2회, 중등증 이상은 일일 3회 도포하였고, 무향 백색 크림을 선호하였다.

Tabata 등은 보습제를 전완부의 시험 부위에 1일 2회, 5일간 도포하여 도포 전과 도포 3일 후, 5일 후, 7일 후에 전도도를 측정하였다. 건강한 사람은 보습제 도포를 중지하고 7일이 지난 이후에도 각질층의 수분량이 높았다. 아토피 피부염 환자는 동일한 제제를 사용해도 도포 중지 후 3일 이내에 각질층의 수분이 지속되었다(그림 5-2).

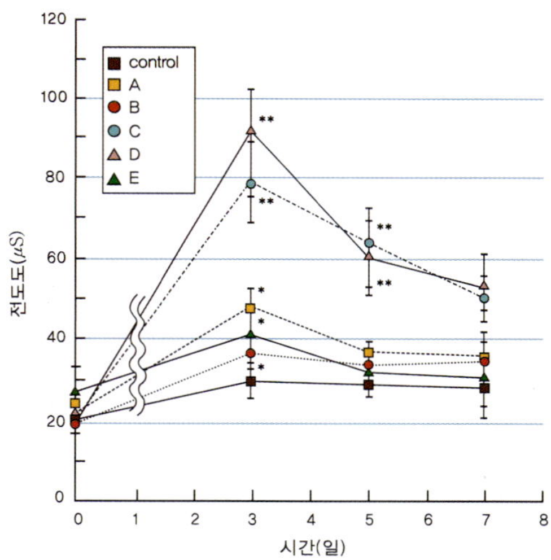

그림 5-2
정상인(12명)의 전완부에 다양한 종류(A, B, C, D, E)의 보습제를 1일 2회, 5일간 도포하였다. 도포 종료후 7일까지 전도도(conductance)가 유지되었다.

◈ 참고 ◈

이상적인 보습제

첫째, 사용감이 우수해야 한다. 사용자의 compliance(순응도)를 높인다.

둘째, 보습 능력이 장기간 지속되어야 한다.

셋째, 약산성을 유지하는 능력이 있어야 한다.

넷째, 사용자의 상태(질환, 증상 등)에 따라 항균 · 항염증 · 항소양증 성분이 포함되어야 한다.

※ 주의 사항

보습제를 개방하면 상온에 보관하고, 일정 기간(유통기한) 이내에 사용해야 한다. 장기간 사용하면 미생물에 의한 오염이 나타난다. 1회용 포장 용기 또는 냉장고 보관 방법을 제시하고 있으나 문제점이 있다! 파라벤(메틸 · 에틸 · 부틸 · 이소프로필 파라벤 등)이 흔히 사용되었다. 위험성 때문에 '페녹시 에탄올'로 대치되었으나 피부 자극이 유발될수 있다. 그러므로 에센셜 오일 또는 천연 추출물을 활용하고 있다.

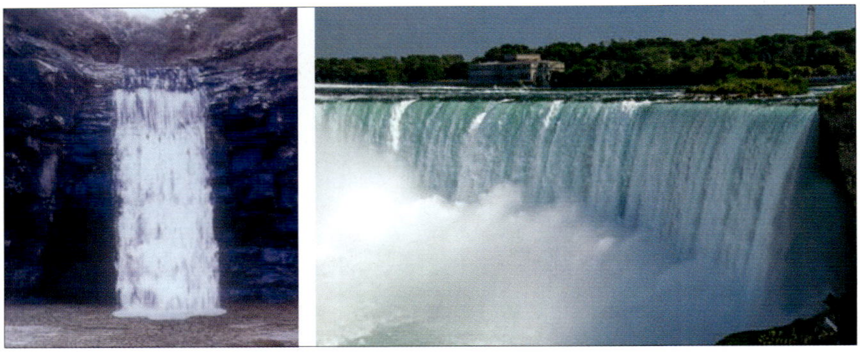

그림 5-3
보습이 필요한 폭포(좌)
나이아가라 폭포(우)

5. 부작용

보습제는 일반적으로 안전하다고 생각하지만, 보습제에 의한 피부 부작용은 드물지 않다. 일부의 보습제 성분은 피부를 자극하지만, 개인에 따라 차이가 있다. 아토피 피부염 환자는 피부 장벽 기능이 손상되어 있으므로 민감하게 반응한다. 보습제 사용에 의한 부작용은 매우 다양하다. 피부 자극 증상(작열감, 자상감, 가려움증, 긴장감), 접촉 피부염, 접촉성 두드러기, 광과민성 피부염 등이 유발된다. 발생률은 자극성 피부염이 20%, 알레르기성 접촉피부염이 2~10%를 차지한다(표 5-2). 보습제 사용 후에 발생하는 피부 자극 증상을 'complex multifactorial syndrome', 'cosmetic intolerance syndrome', 'status cosmeticus', 'sensitive skin'으로 명명한다. 원인 물질은 화장품에 의한 원인과 매우 유사하다. 방향제, 방부제, 자외선 차단제, 항산화제, 코직산 및 보습제에 포함되는 프로필렌 글리콜, lanolin, oleic acid, lactic acid, benzoic acid, sorbic acid, benzalkonium chloride 등이 관여한다

보습제에 사용되는 방부제와 향료 성분이 주된 피부 자극 요인이다. 사용감을

표 5-2
보습제의 부작용

부작용	성분
주관적 자극	Humectants: Lactic acid, urea, preservatives (benzoic or sorbic acid)
자극 반응	Proteins in vegetable oils, urea, hydroxyl acids, propylene glycol, solvents
알레르기성 접촉 피부염	Lanolin, prorpylene glycols, vitamin E, Kathon CG, preservatives, fragrances, sunscreens, herbal ingredients (tea tree oil, olive oil, chamomile oil, aloe)
밀폐성 모낭염	Petrolatum, mineral oils
광과민 발진, 광색소 침착	Fragrances, hydroxy acids, preservatives, sunscreens
화장품에 의한 여드름	Occlusive oils used in water in oil preparations
접촉 두드러기	Preservatives (sorbic acid, fragrances, balsam of Peru)
독성(화상 환자)	Propylene glycol
중독	Salicyclic acid

높이기 위해 향이 포함되며, 미생물 오염을 방지하기 위한 방부제가 존재하기 때문이다. 피부 자극 뿐만 아니라 알레르기성 접촉 피부염, 광접촉 피부염, 접촉성 두드러기가 드물게 유발된다. 방부제로 사용되는 benzoic acid, sorbic acid, 습윤제(PCA, lactic acid 등)이 피부 작열감 등의 주관적인 부작용을 유발한다. 1,600여 가지의 향료 가운데 100 종류 이상이 알레르겐이다. 대부분의 원료는 특유의 냄새가 존재하므로 향 성분을 추가한다. 피부 자극, 알레르기를 유발하므로 무향 제품을 선호한다. 무향 제품은 향 성분 대신에 다양한 천연 물질(에센셜 오일 등)을 이용하여 냄새를 조절한다. 피부 자극 성분이 포함되지 않은 보습제에서 피부 자극이 나타나는 경우가 있다. 특히 장기간 사용 후에 TEWL이 증가하거나 염증을 유발한다는 보고가 있다(그림 5-4). 지방산 및 비이온성 유

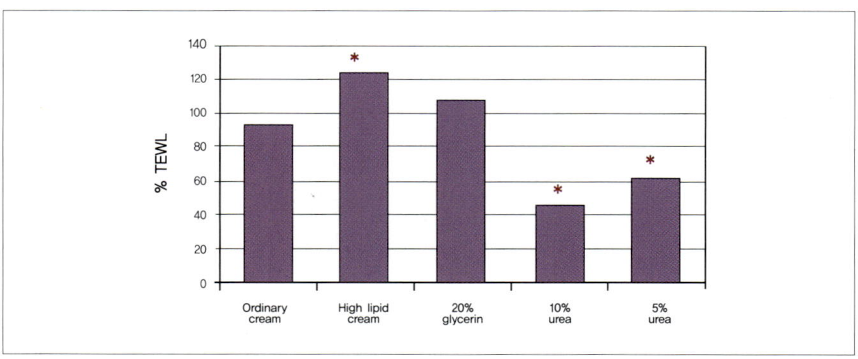

그림 5-4
다양한 성분에 의한 TEWL 변화

화제는 장벽 기능을 드물게 약화시키는 것으로 보고되었다

피부과 의사가 숙지해야 하는 성분을 소개한다. 모공을 밀폐하는 보습제 성분은 xanthan gum, tocopherol, grape seed oil, lanolin, beeswax, sorbitan oleate, olive oil, oleic acid, cocoa butter, corn oil, caster oil 등이 있다. Dimethicone 과 같은 실리콘 계열은 모공 밀폐력이 낮다고 알려져 있지만, 농도 · 분자량 · 조합에 따라 차이가 있다. 알레르기 유발 성분은 paraben, fragrance, lanolin, propylene glycol, sorbitan sesquioleate, isothiazolinone, Germal 2, Germal 115, stearyl alcohol, cetyl alcohol, benzyl salicylate, euxyl K400, phenoxyethanol, tea tree oil 등이 있다. 자극 유발 물질은 alpha hydroxy acid, alcohol, propylene glycol, menthol, benzyl alcohol, camphor, urea, pyrrolidonic carboxylic acid, lanolin, fragrance 등이 있다. Propylene glycol에 의해 피부 자극이 유발된다. Propylene glycol이 쉽게 산화되어 peroxide와 aldehyde로 변하는 성질 및 penetration enhancer 기능에 기인한다.
개봉 후에 상온에 보관한 보습제를 장기간 사용하면 미생물에 의한 오염이 발생한다. 1회용 포장 용기 또는 냉장 보관 방법을 사용하지만 안심할수 없다. 그러므로 방부제를 첨가한다. 국내 화장품은 69종의 방부제를 사용하며, 파라벤이 흔히 사용되고 있다(메틸 · 에틸 · 부틸 · 이소프로필 파라벤 등). 파라벤은 쉽게 변질되지 않고, 다양한 종류의 미생물을 죽이거나, 낮은 농도에서도 성장을 억제한다. 그러나 1990년대 후반에 파라벤의 인체 축적에 관한 부작용이 보고되었다. 사용 빈도는 감소하는 추세이며, 새로운 대체 성분(페녹시에탄올)을 사용하고 있다. 페녹시에탄올의 피부 자극 및 안전성 문제는 논란이 있다. 그러므로 천연 추출물 또는 에센셜 오일 등의 방부력이 있는 성분을 사용하고 있다.

6. 보습제 성분의 안전성 평가

보습제에 다양한 성분이 사용되며, 각 성분은 한가지 이상의 기능을 담당한다. 보습제 또는 화장품 원료의 안전성에 대한 연구가 이루어지고 있으나, 수많은 성분의 평가는 불가능하다. 새로운 원료가 개발되는 상황 및 화장품 원료에 대한 동물 실험이 금지되고 있다. 동물 실험 대체 방법에 관한 연구가 활발히 이루어지고 있으나, 현재까지 확립된 대체 시험 방법이 기존의 생체를 이용한 실험법을 모두 수행할수 없다. In silico 모델 등을 이용하여 원료의 안전성을 평가하고 있다.

보습제 원료로 사용되는 물질은 생리 활성 원료(미백 원료, 항노화 원료 등)에 비하여 부작용의 가능성이 상대적으로 낮다. 보습제의 외양과 사용성을 증진시키는 향이나 미생물학적 안전성을 확보하기 위하여 사용하는 방부 성분은 피부에 자극이나 부작용이 유발될 가능성이 있다. 유화제에 의해 피부 자극 등의 부작용이 발생할수 있다. 그러나 보습제의 안전성을 단일 원료를 바탕으로 예측하거나 설명하는 것은 매우 어렵다. 최종 제품에서 부작용의 가능성을 평가하는 것이 적절한 방법이다. 단일 원료 또는 최종 제품의 인체 피부 안전성은 단일 첩포 시험(patch test), 반복 자극 첩포 시험(repeated insult patch test: RIPT) 등으로 평가한다. 제품의 성상에 따라 24시간~ 48시간 동안 폐색 첩포 또는 비폐색 첩포의 방법으로 피부에 도포하고 피부 자극 정도를 평가한다. 평가 결과가 모든 사람에게 동일하게 적용될수 없으나, 민감성 피부에서 자극 유발 가능성이 높으므로 주의해야 한다(표 5-3).

표 5-3
부작용 치료/진단

1. Clinical review: history and physical examination
2. Examine every cosmetic and skin care product
3. Patch test and photopatch test: to rule out contact and photocontact allergy Immediate-type testing: to rule out contact urticaria Control use test, open patch test
4. Avoid causative ingredient, if identified by testing
5. Treat any endogenous inflammatory disease
6. Cosmetic elimination program: 6 to 12 months Avoid all cosmetics apart from: · Lip cosmetics · Eye cosmetics · Face powder · Glycerin and rose water After 6 to 12 months, gradually reintroduce one product every 1 to 2 weeks
7. Be alert to depression and other neuropsychiatric conditions

◈ 참고 ◈

화장품의 적정 보관 온도는 15~25도이다. 저온 또는 고온에 노출되면 산화 및 지방 성분이 분리되고 안전성이 낮아진다. 산화된 화장품을 사용하면 피부에 문제가 발생한다. 손상된 화장품은 냄새 변화(쉰내, 찌든내), 층 분리(기름이 위에 뜨는 현상), 색조가 변한다. 그러므로 통풍이 잘 되는 장소, 햇빛이 들지 않는 그늘진 곳 및 용기 주변의 이물질 제거, 솔 · 퍼프 등을 빨아 말린 후에 사용해야 한다.

7. 적응증/ 부적응증

피부 장벽 기능이 정상이면 보습제가 필요 없다. 질환 · 노화 · 외부 환경(온도/습도/한냉 등) · 생활 습관(목욕/샤워/세정제/비누) 등에 의해 건강한 피부가 건조해지면 보습제를 사용해야 한다. 집 · 직장에서 온도/습도 유지(20/50), 잦은 목욕/샤워 금지, 지나친 냉난방, 세정제/비누 사용을 억제해야 한다. 각질층의 기능을 회복시키기 위해 원인을 제거해야 한다. 노화 · 폐경기 · 당뇨병 등에 의한 피부 건조증 · 소양증 및 아토피 피부염, 어린선, 홍피증 등이 발생하면 질환 치료 이후에 보습제를 필수적으로 도포해야 한다.

1) 보습제 선택 기준

보습제를 선택하는 획일적인 기준은 없다. 통상적인 건조 피부이지만 기저 상태는 개인의 차이가 있다. 따라서 피부 질환, 외적 상황(계절, 온도), 개인의 기호, 현재의 피부 상태를 개선시키는 적절한 제품을 선택해야 한다. 보습력, 사용 부위, 환자의 순응도, 피부 유형을 고려해야 한다. 장기간 사용한 이후에 제품의 효능을 평가해야 하며, 부작용이 나타나면 사용 금지!

표피의 분화에 이상이 있는 질환(예, 어린선)은 선천적으로 건조하고 거친 피부가 존재하므로 자연 보습 인자가 많이 함유된 보습제가 효과적이다. 특히 oil-in-water 제형은 각질층의 수화가 오래 지속되지 않으므로 자주 도포해야 한다. 지질 대사 이상 혹은 계면활성제에 의해 지속적으로 피부 지질이 손상되고 건조 증상이 유발되는 경우(주부 습진, 노인성 건조 피부, 아토피 피부염의 만성 상태)는 지질 성분의 함량이 높은 제품을 선택해야 한다. 생체친화성 특성(세라마이드, 콜레스테롤, 자유 지방산)이 있는 제품이 각광을 받고 있다. 이러한 지질 성분이 포함된 보습제는 피부 장벽 기능을 강화하는 효과가 있다.

2) 보습제가 필수적인 피부 질환

노인의 피부 건조증, 겨울철의 저습도 등에 의한 건성 습진, 어린선 등은 보습제가 필수적이며, 효과적이다. 그러나 균열이 존재하거나 습진성 병변은 장벽 기능이 저하되어 있기 때문에 보습제에 포함된 유화제 이외의 성분에 의해 자극성 피부염이 발생한다. 안면은 체간부나 사지의 피부에 비해 장벽 기능이 낮은 부위이므로 주의해야 한다. 발바닥 등의 과각화성 병변은 적응증이다. 살리실산, 바세린과 같은 인설 제거용 제제가 유용하다.

모친의 호르몬 영향이 사라지고 피지 분비가 감소하는 생후 6개월 이후에 피부 건조증이 나타난다. 갱년기 각피증은 각질층의 세포간 지질 성분에 영향을 미치는 여성 호르몬의 저하가 관여한다. 성인 남성의 상반신은 피지 분비가 많고 각질층 수분 함량이 높지만, 하반신은 중년 이후에 노인성 피부 건조증이 나타난다. 60세 이상의 90%에서 이러한 변화가 동반된다. 발한량이 감소하고, 건조해지는 가을철과 겨울철에 호발한다.

유전성의 각화 이상에 의한 심상성 어린선, 아토피 피부염, 투석 환자, 갑상선 기능 저하증, 세제나 유기 용매를 다루는 사람, 저습도나 강풍 등에 의해 피부 장벽 기능이 손상되는 환경에서 근무하거나 스포츠를 하는 사람, 장시간의 침수, 손씻기, 목욕 · 화장시에 과도한 세정제를 사용하는 사람에게 건조증이 호발한다(그림 5-5). 얼굴은 외부에 노출되어 있으며, 화장을 하는 여성은 클렌징과 세안제에 의해 장벽 기능이 파괴되어 건조증이 발생하면 보습제가 필요하다. 얇은 눈꺼풀이나 입 주위는 각질층의 장벽 기능이 약하기 때문에 보습제를 사용하지 않으면 잔주름이 생기기 쉽다.

화학적 박피술, 방사선 치료, 각종 습진에서 스테로이드 외용제 도포 후에 장벽 기능이 저하되기 때문에 보습제를 사용해야 한다.

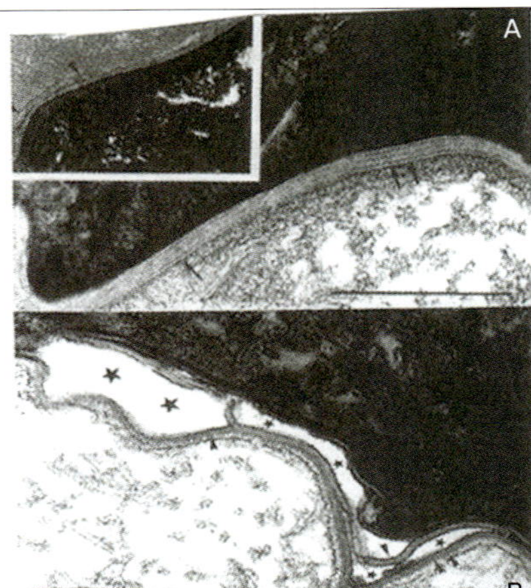

그림 5-5
장기간 수화에 의한 지질 손상(B, ★), 정상인 지질(A, ←, ▼)

3) 보습제에 반응이 있으나 주의가 필요한 질환

저습도에 의한 피부 건조증은 겨울철에 증상이 악화되는 경우가 많다. 이러한 시기에 보습제를 적절하게 사용하면 좋은 결과를 나타낸다. 땀에 의한 가려움증 등이 악화 인자(여름철)로 작용하는 경우에 보습제는 효력을 발휘하지 못한다. 그러므로 증상이나 상황에 따라 사용 유무를 고려해야 한다. 보습제에 의한 가려움증, 불쾌감, 자극감, 자극성 접촉 피부염, 알레르기성 접촉 피부염이 발생하면 제제의 선택에 주의해야 한다.

주부 습진이나 미용사의 손 습진은 건조 증상이 심하므로 균열이 생기고, 장벽 기능의 저하를 초래한다. 항염증 외용제(스테로이드)의 보조 요법으로서 보습제를 사용해야 한다. 장벽 기능을 손상시키지 않는 제제를 사용해야 한다. 층판상 어린선, Netherton 증후군과 같은 피부 장벽 기능 저하가 동반되는 유전성 질환에서 보습제 성분은 피부에 쉽게 흡수된다. 또한 살리실산, 요소, 젖산 등에 중독될 위험이 있기 때문에 백색 바세린을 사용해야 한다.

4) 부적응증

피부 습진 · 감염증, 여드름, 지루 부위의 지성 피부는 주의해야 한다. 면포가 생기기 쉬운 지성 피부에 유지성의 보습제를 외용하면 여드름이 드물게 발생하므로 피해야 한다. 강한 외용제가 필요한 부위에 겔 또는 수용성 기제, 크림 등의 보호력이 없는 제품은 피부염을 악화시킨다. 외용제에 포함된 성분에 의해 피부염이 유발되면 보습제 사용은 금기이다.

※ 목욕 vs 보습제

- 잦은 샤워(1일 1회 이상), 목욕(주1~2회 이상)은 피하라.
- 너무 뜨겁거나 차가운 물은 피하라.
  미지근한 물 (34℃ 이하)!
- 때를 과도하게 밀거나, 이태리 타월 사용을 금지하라.
- 약산성 비누 · 세정제를 사용하라.
- 면제품 수건으로 두드리면서 물기를 제거하라.
- 물기가 마르기 이전(3분 이내)에 보습제를 도포하라

※ 씻지 않고 보습제를 발라도 될까?

· 문제는 없으나, 심한 운동 후, 장기간 외출에 의한 땀 · 먼지 · 오염 물질이 있으면 피부를 깨끗이 한 이후에 도포하라.
· 가능하면 가벼운 세정 후에 도포하라.

5) 보습제의 유효성 vs 컴플라이언스(순응도)

보습제의 적응 및 부적응을 결정하기 위해 보습제의 기본적인 형태를 숙지해야 한다. 보습제의 기제에 따라 소수성(hydrophobic) 기제, 유중 수형 크림 기제, 수중 유형 크림 기제, 수용성 기제, 겔형 기제가 있다.
첫번째는 둘 · 셋째에 비하여 유지 함유량이 많으며, 물리적 장벽 기능(증발 억제 효과)은 높지만, 컴플라이언스(피부 감촉)는 낮다. 수용성 기제는 컴플라이언스가 높지만, 물리적 보습력(피부 연화 효과)이 낮으며, 미세한 상처가 존재하면 열감을 느끼게 된다. 겔형은 컴플라이언스가 높지만 자극성이 있다. 막을 형성하여 장벽 기능이 증진되지만, 피부 보호력이 낮다. 도포에 의한 자극이 있기 때문에 균열이 있는 피부에는 적합하지 않다. 임상적인 효과와 컴플라이언스는 드물게 일치하지 않는다. 외용제를 사용하는 것은 환자이며, 외용제를 사용하지 않으면 효과를 발휘할수 없으므로 유효성으로 결정할수 없다. 최종 목표는 임상 효과이므로 외용제의 유효성(effectiveness)과 컴플라이언스(compliance)의 균형을 유지해야 한다.
(본 내용의 일부는 참고 문헌 34를 수정 · 보완함)

참고 문헌

1. Hon KL, Wang SS, Pong NH, Leung TF. The ideal moisturizer: a survey of parental expectations and practice in childhood-onset eczema. J Dermatolog Treat 2013;24:7-122.
2. Park KY, Kim DH, Jeong MS, Li K, Seo SJ. Changes of antimicrobial peptides and transepidermal water loss after topical application of tacrolimus and ceramide-dominant emollient in patients with atopic dermatitis. J Korean Med Sci 2010;25:766-771.
3. Chamlin SL, Kao J, Frieden IJ, Sheu MY, Fowler AJ, Fluhr JW, Williams ML, Elias PM. Ceramide-dominant barrier repair lipids alleviate childhood atopic dermatitis:

changes in barrier function provide a sensitive indicator of disease activity. J Am Acad Dermatol 2002;47:198-208

4. Berardesca E, Piero Vignoli G, Distante E, Rona C. Effects of glycolic acid on psoriasis. Clin Exp Dermatol 1998;23:190-191
5. Bissonnette R, Maari C, Provost N, Bolduc C, Nigen S, Rougier A, Seite S. A double-blind study of tolerance and efficacy of a new urea-containing moisturizer in patients with atopic dermatitis. J Cosmet Dermatol 2010;9:16-21
6. Zettersten EM, Ghadially R, Feingold KR, Crumrine D, Elias PM. Optimal ratios of topical stratum corneum lipids improve barrier recovery in chronologically aged skin. J Am Acad Dermatol 1997;37:403-408
7. Choi MJ, Maibach HI. Role of ceramides in barrier function of healthy and diseased skin. Am J Clin Dermatol 2005;6:215-223
8. Seité S, Khemis A, Rougier A, Ortonne JP. Emollient for maintenance therapy after topical corticotherapy in mild psoriasis. Exp Dermatol 2009;18:1076-1078
9. Cleminson J, McGuire W. Topical emollient for preventing infection in preterm infants. Cochrane Database Syst Rev 2016:CD001150
10. Hon KL, Leung AK. Use of ceramides and related products for childhood-onset eczema. Recent Pat Inflamm Allergy Drug Discov 2013;7:12-19
11. Buraczewska I, Berne B, Lindberg M, Törmä H, Lodén M. Changes in skin barrier function following long-term treatment with moisturizers, a randomized controlled trial. Br J Dermatol 2007;156:492-498
12. Held E, Agner T. Effect of moisturizers on skin susceptibility to irritants. Acta Derm Venereol 2001;81:104-107
13. Held E, Sveinsdóttir S, Agner T. Effect of long-term use of moisturizer on skin hydration, barrier function and susceptibility to irritants. Acta Derm Venereol 1999;79:49-51
14. Chiang C, Eichenfield LF. Quantitative assessment of combination bathing and moisturizing regimens on skin hydration in atopic dermatitis. Pediatr Dermatol 2009;26:273-278
15. Blume-Peytavi U, Cork MJ, Faergemann J, Szczapa J, Vanaclocha F, Gelmetti C. Bathing and cleansing in newborns from day 1 to first year of life: recommendations from a European round table meeting. J Eur Acad Dermatol Venereol 2009;23:751-759
16. Liu M, Li X, Chen XY, Xue F, Zheng J. Topical application of a linoleic acid-ceramide containing moisturizer exhibit therapeutic and preventive benefits for psoriasis vulgaris: a randomized controlled trial. Dermatol Ther 2015;28:373-382
17. Lodén M. The clinical benefit of moisturizers. J Eur Acad Dermatol Venereol 2005;19:672-688
18. Nicol NH. Use of moisturizers in dermatologic disease: the role of healthcare providers in optimizing treatment outcomes. Cutis 2005;76:26-31
19. Hagemann I, Proksch E. Topical treatment by urea reduces epidermal hyperproliferation and induces differentiation in psoriasis. Acta Derm Venereol 1996;76:353-356
20. Seidenari S, Giusti G. Objective assessment of the skin of children affected by atopic

dermatitis: a study of pH, capacitance and TEWL in eczematous and clinically uninvolved skin. Acta Derm Venereol 1995;75:429-433
21. Kownacki S. The importance of emollients in treating the increasing incidence of atopic eczema. Nurs Times 2009;105:18-22
22. Kraft JN, Lynde CW. Moisturizers: what they are and a practical approach to product selection. Skin Therapy Lett 2005;10:1-8
23. Moncrieff G, Cork M, Lawton S, Kokiet S, Daly C, Clark C. Use of emollients in dry-skin conditions: consensus statement. Clin Exp Dermatol 2013;38:231-238
24. Lodén M. The skin barrier and use of moisturizers in atopic dermatitis. Clin Dermatol 2003;21:145-157
25. Blichmann CW, Serup J, Winther A. Effects of single application of a moisturizer: evaporation of emulsion water, skin surface temperature, electrical conductance, electrical capacitance and skin surface (emulsion) lipids. Acta Derm Venereol 1989;69:327-330
26. Serup J, Winther A, Blichmann CW. Effects of repeated application of a moisturizer. Acta Derm Venereol 1989;69:457-459
27. Stender IM, Blichmann C, Serup J. Effects of oil and water baths on the hydration state of the epidermis. Clin Exp Dermatol 1990;15:206-209
28. Kasting GB, Barai ND, Wang TF, Nitsche JM. Mobility of water in human stratum corneum. J Pharm Sci 2003;92:2326-2340
29. Sato J, Denda M, Chang S, Elias PM, Feingold KR. Abrupt decreases in environmental humidity induce abnormalities in permeability barrier homeostasis. J Invest Dermatol 2002;119:900-904
30. Choi EH, Kim MJ, Ahn SK, et al. The skin barrier state of aged hairless mice in a dry environment. Br J Dermatol 2002;147:244-249
31. Potts RO, Francoeur ML. The influence of stratum corneum morphology on water permeability. J Invest Dermatol 1991;96:495-499
32. Chew A, Maibach H. Sensitive skin, In: Loden M, Maibach H, eds. Dry sin and moisturizers: chemistry and function. Boca Raton, FL: CRC Press 2002;429-440
33. 김민정, 박하나, 이상훈, 이승헌, 안성구. 한랭이 피부장벽에 미치는 영향. 대한피부과학회지 2008;46:437-445
34. CImayma S, Miyachi Y. Matsunaga K. Advanced cosmetic dermatology. 1st eds. Nankodo co. Tokyo. 2008.
35. 박하나 Therapeutic moisturizers for skin diseases. 한국피부장벽학회지 2014;16:64-70.

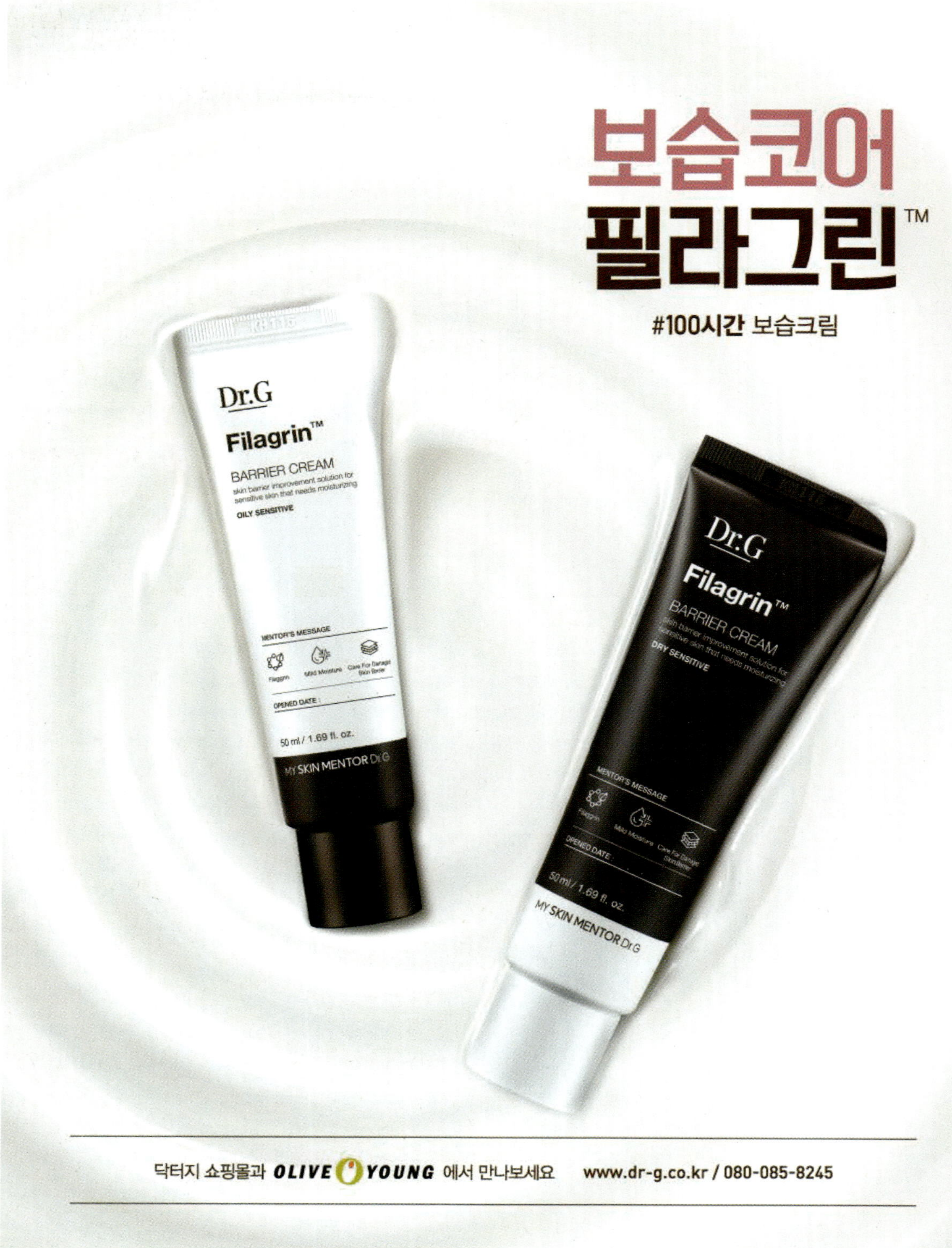
보습코어
필라그린™
#100시간 보습크림
Dr.G
Filagrin™
BARRIER CREAM
OILY SENSITIVE
MENTOR'S MESSAGE
OPENED DATE :
50 ml / 1.69 fl. oz.
MY SKIN MENTOR Dr.G
Dr.G
Filagrin™
BARRIER CREAM
DRY SENSITIVE
MENTOR'S MESSAGE
OPENED DATE :
50 ml / 1.69 fl. oz.
MY SKIN MENTOR Dr.G
닥터지 쇼핑몰과 OLIVE YOUNG 에서 만나보세요
www.dr-g.co.kr / 080-085-8245

피부 질환과 보습제

Skin diseases and moisturizer

06

보습제는 피부에 수분 보충 및 유지 목적으로 사용한다. 피부에 수분이 적절히 존재하면 피부 장벽이 유지되고, 촉촉하고 부드러운 피부를 나타낸다. 보습제는 수분 보충 이외에 피부 장벽의 회복 과정에서 다양한 역할을 담당한다. 보습제에 특정한 유효 성분이 포함되면 피부 장벽을 형성하는 과정에서 능동적인 기능을 나타낸다.

보습제는 피부 수분 증가, 경표피 수분 손실 억제 외에 피부 장벽 복구(표피 지질 합성 · 회복, 피부 표면의 pH 조절 등)에 관여한다. 항소양 · 항염증 · 항균 성분을 첨가하여 염증 및 감염을 조절하면 건조 피부 뿐만 아니라 다양한 피부 질환에 적용이 가능하며, 부작용을 억제한다.

보습제는 유연제, 습윤제, 밀폐제로 구분한다. 습윤제는 수분에 친화성이 강한 물질로서 천연 보습 인자를 대치하는 장점이 있다. 그러나 저온, 건조한 환경에서 수분 손실 억제 능력은 밀폐제보다 낮다. 단독으로 사용하는 것보다 친수성의 습윤제와 소수성의 밀폐제를 혼합한 유화물[oil-in-water(O/W) 및 water-in-oil(W/O)]이 흔히 사용된다. O/W 제형의 일반적인 구성은 수분 80%와 지질 20%이다. 밀폐제는 피부 표면에 수분 증기 밀폐막(유막)을 형성하여 수분 손실을 억제한다. 다양한 종류의 식물 · 동물 · 광물성 오일이 사용되고 있다(petrolatum 외에 lanolin, mineral oil, dimethicone). 유연제는 각질층의 지질에 혼입되어 수분 증발을 억제한다. 지방산, 지방 알코올, 라놀린, 식물성 오일 등에 의해 피부의 유연성 증가, 사용감을 증진시키는 기능이 있다. 자세한 내용은 2장(분류), 3장(성분)을 참조하라.

보습제는 자극 물질이 포함되어 있지 않으나, 염증성 피부 질환에서 알레르기 혹은 자극 반응이 드물게 나타날수 있으므로, 보습제 성분에 대한 이해가 필요하다. 보습제를 적절하게 선택하면 피부 상태를 효과적으로 개선시키지만, 부적절한 보습제는 피부 상태를 악화시키며, 새로운 질환이 유발된다. 그러므로 피부 상태와 질환에 적합한 보습제를 선택해야 한다.

1. 건조증

건조증(xerosis)은 겨울철에 호발하며, 내인성 · 외인성 요인으로 구분한다. 사전적 의미에 의하면 건조 피부는 수분이 부족(10% 이하)하거나 없는 상태를 의미하며, 임상적으로 경미한 홍반과 균열이 있고, 표면이 거친 피부 상태를 지칭한다(표 6-1). 건조 피부는 표피와 진피를 포함한 피부의 전층에서 일어나는 변화 때문에 유발된다. 특히 피부 장벽 중에서 중요한 역할을 담당하는 각질층의 변화가 주된 원인이다. 피부의 수분을 유지하는 요소는 각질층 지질, 천연 보습 인자(natural moisturizing factor; NMF), 피지 등이 있다. 각질층 수분 및 피부 투과 장벽의 균형이 깨지거나 결핍되면 건조 피부가 유발된다(표 6-2), (그림 6-1), (그림 6-2).

표 6-1
건조증의 특성

종류	임상 양상
Visual	Redness, a lackluster surface, dry white patches, flaky appearance and even fissures
Tactile	Rough and uneven
Sensory	Feels dry, uncomfortable, painful, itchy, stings and tingles
Chemical	Reduced water content and level of natural moisturizing factors Changed lipid composition
Functional	Increased permeability, i.e. higher level of transepidermal water loss and less resistance to absorption of noxious substances

표 6-2
건조증 유발 질환

피부 질환	전신 질환	기타
아토피 피부염	만성 신부전증	노화
어린선	당뇨병	시술(레이저/박피술)
만성 습진	림프종	온도/습도(20/50)
건선	간 질환	
	갑상선 질환	
	중추신경 경색증	

건조 피부는 각질세포가 단단해지고 건조해지는 과정 및 각질세포가 제대로 탈락되지 않고 각질이 축적되는 과정을 거친다. 각질세포는 각질층의 지질에 싸여 있으며, 'brick and mortar' 형태로 존재한다. 각질층 지질은 각질세

그림 6-1
피부가 건조하면 소양증이 동반된다[정상(좌측) vs 건조증(우측)]

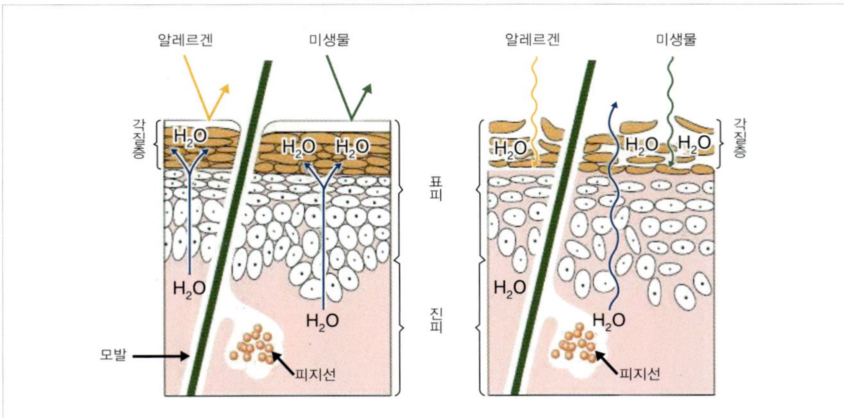

포 사이에 다층판 형태로 존재하며, 세라마이드(40~50%), 자유 지방산(15~25%), 콜레스테롤(20~25%) 및 콜레스테롤 황산염(5~10%) 등으로 구성된다. 다양한 원인에 의해 층판 지질의 구조 및 성분에 변형이 생기면 표피의 수분이 유지되지 않으므로 각질세포가 단단해지고 건조해진다. 천연 보습 인자는 필라그린(flaggrin)에서 유래하며, profilaggrin이 필라그린으로 변하고, 이것이 대사되면서 천연 보습 인자가 된다(표 6-3).

천연 보습 인자는 함습 작용이 강하므로 상대 습도 60%에서도 표피의 수분을 유지시킨다. 내인성 혹은 외인성 요인에 의해 천연 보습 인자가 부족하거나 물에 의해 제거되면 각질층의 수분이 감소하므로써 피부가 건조해진다. 각질세포와 각질세포를 연결하는 각질교소체 분해 효소가 불활성화 되어 각질세

표 6-3
천연(자연) 보습 인자

성분	구성(%)
Free amino acids	40
Lactate	12
Pyrrolidone carboxylic acid	12
Sugars	8.5
Urea	7
Chloride	6
Sodium	5
Potassium	4
Ammonia, uric acid, glucosamine, creatine	1.5
Magnesium	1.5
Calcium	1.5
Phosphate	0.5
Citrate, formate	0.5

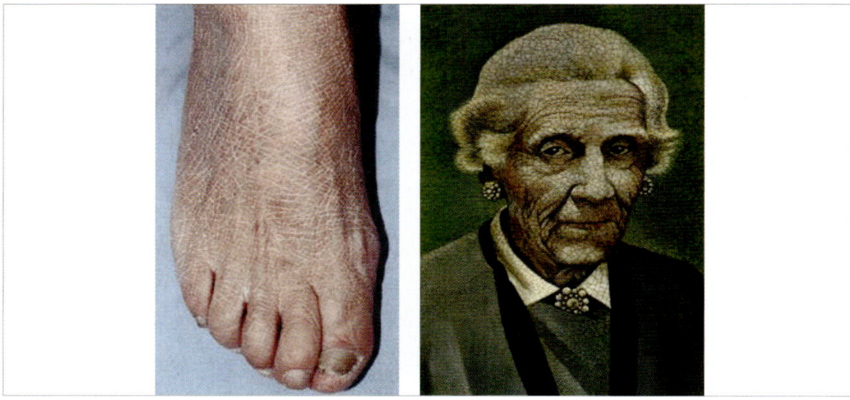

그림 6-2
건조 피부

포가 결합하고 축적된다.

1) 세정제

첫단계는 청결이다. 각질 및 오염 · 미생물을 제거한다. 세정 과정에서 천연 보습 인자의 손실을 최소한 억제하고, 피부 자극을 최소화해야 한다. 그러므로 계면활성제가 적게 포함된 세정제를 선택해야 한다.

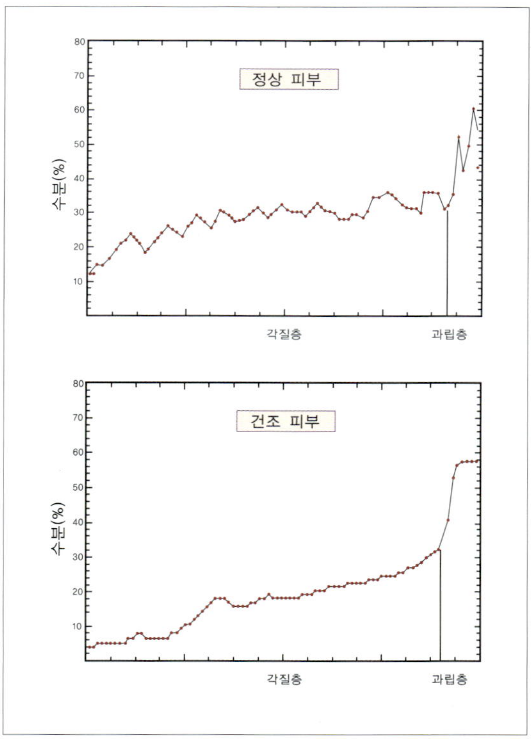

그림 6-3
정상 피부와 건조 피부의 수분 함량

2) 보습제

습윤 및 밀폐제 성분은 수분 증발을 막고 유지시킬 뿐만 아니라 세라마이드 등의 표피 지질에 의해 장벽 기능을 강화시킨다. 이러한 개념을 바탕으로 하는 '피부 장벽 치료'가 각광받고 있

그림 6-4
정상 표피의 수분 함량(SC: 각질층, GR: 과립층, SP: 유극층, B: 기저층)

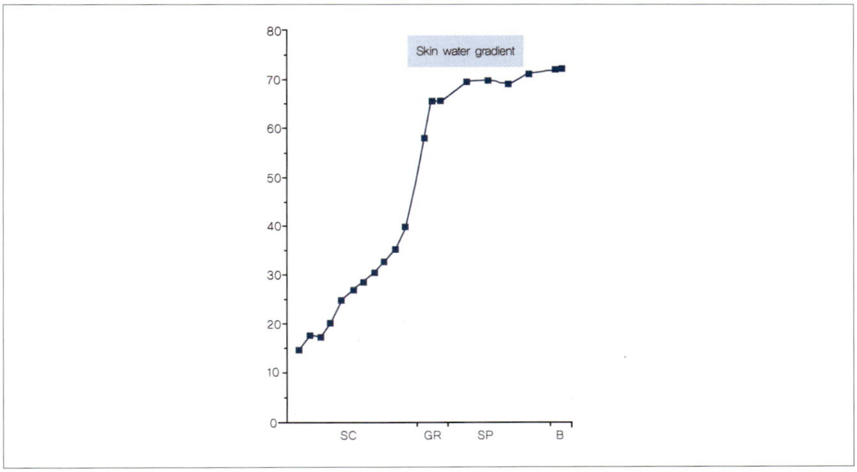

그림 6-5
손상된 지질(←) 및 정상적 지질(←, inset)

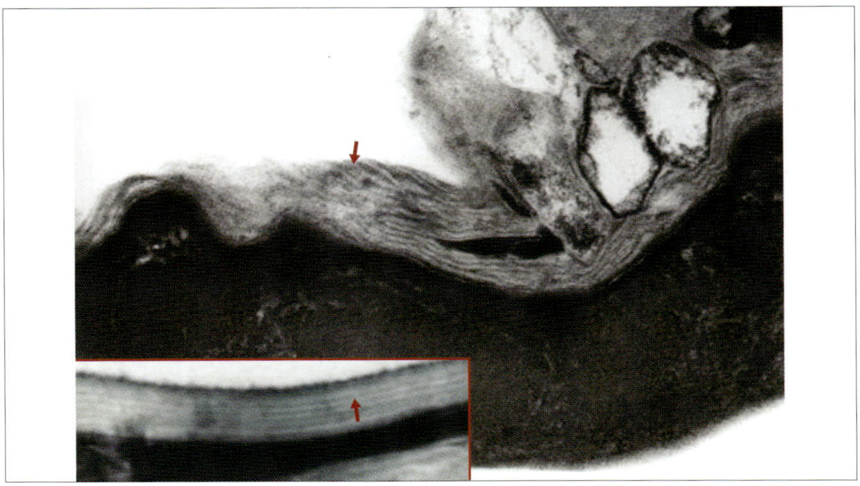

다. 보습제가 수분 공급 · 유지 및 지질 대사에 관여하므로 장벽을 회복하고, 염증과 면역 반응을 조절한다는 개념이다. 세라마이드를 비롯하여 자유 지방산, 콜레스테롤이 일정한 비율로 함유된 생리적 지질 혼합물(physiological lipid mixture)이 개발되었다. 건조 피부를 유발하는 원인은 다양하므로, 보습제를 선택할 때에 건조증을 유발하는 원인을 파악하고, 피부 상태를 개선시키는 제품을 선택해야 한다. 건조 피부를 유발하는 피부 질환은 아토피 피부염 · 어린선 · 건선 · 노인성 피부 등이 대표적이며, 질환에 따라 적절한 보습제를 선택하는 것이 중요하다.

참고 문헌

1. Parker J, Scharfbillig R, Jones S. Moisturisers for the treatment of foot xerosis: a systematic review. J Foot Ankle Res 2017;10:9
2. Boralevi F, Meledie N'Djong AP, Yao Yoboue P, et al. Regression of cutaneous xerosis with emollient treatment in sub-Saharan African patients. Int J Dermatol 2017;56:467-473
3. Martini J, Huertas C, Turlier V, et al. Efficacy of an emollient cream in the treatment of xerosis in diabetic foot: a double-blind, randomized, vehicle-controlled clinical trial. J Eur Acad Dermatol Venereol 2017;31:743-747
4. Engebretsen KA, Linneberg A, Thuesen BH, et al. Xerosis is associated with asthma in men independent of atopic dermatitis and filaggrin gene mutations. J Eur Acad Dermatol Venereol 2015;29:1807-1815
5. Piérard GE, Piérard-Franchimont C, Scheen A. Critical assessment of diabetic xerosis. Expert Opin Med Diagn 2013;7:201-207
6. Agero AL, Verallo-Rowell VM. A randomized double-blind controlled trial comparing extra virgin coconut oil with mineral oil as a moisturizer for mild to moderate xerosis. Dermatitis 2004;15:109-116
7. Chang ALS, Chen SC, Osterberg L, et al. A daily skincare regimen with a unique ceramide and filaggrin formulation rapidly improves chronic xerosis, pruritus, and quality of life in older adults. Geriatr Nurs 2018;39:24-28
8. Hayama K, Takano Y, Tamura J, et al. Effectiveness of a heparinoid-containing moisturiser to treat senile xerosis. Australas J Dermatol 2015;56:36-39
9. Gin H, Rorive M, Gautier S, et al. Treatment by a moisturizer of xerosis and cracks of the feet in men and women with diabetes: a randomized, double-blind, placebo-controlled study. Diabet Med 2017;34:1309-1317
10. Parker JC, Scharfbillig RW, Jones S. Effectiveness of Two Moisturizers in the Treatment of Foot Xerosis. J Am Podiatr Med Assoc 2018;108:458-465
11. Berger TG, Shive M, Harper GM. Pruritus in the older patient: a clinical review. JAMA 2013;310:2443-2450
12. Izumi R, Negi O, Suzuki T, et al. Efficacy of an emollient containing diethylene glycol/dilinoleic acid copolymer for the treatment of dry skin and pruritus in patients with senile xerosis. J Cosmet Dermatol 2017;16:e37-e41
13. Shim JH, Park JH, Lee JH, et al. Moisturizers are effective in the treatment of xerosis irrespectively from their particular formulation: results from a prospective, randomized, double-blind controlled trial. J Eur Acad Dermatol Venereol 2016;30:276-281
14. Daehnhardt D, Daehnhardt-Pfeiffer S, Schulte-Walter J, et al. The Influence of Two Different Foam Creams on Skin Barrier Repair of Foot Xerosis: A Prospective, Double-Blind, Randomised, Placebo-Controlled Intra-Individual Study. Skin Pharmacol Physiol 2016;29:266-272
15. Norman RA. Xerosis and pruritus in the elderly: recognition and management. Dermatol Ther 2003;16:254-259

16. Szepietowski JC, Balaskas E, Taube KM, et al. Quality of life in patients with uraemic xerosis and pruritus. Acta Derm Venereol 2011;91:313-317

2. 노화 피부

노화 피부(aging skin)는 각질형성세포 분열, 재생 속도가 감소된다. 50세 이후에 급격하게 감소한다. 표피 재생 속도가 낮으므로(2배 감소) 상처 치유가 늦고, 이차 세균 감염이 동반된다. 표피의 7-dehydrocholesterol 양이 감소하므로 비타민 D 합성이 저해된다. 그러므로 골다공증을 유발한다. 세포면역 반응이 감소하므로 감염성 질환 및 피부 종양이 증가한다. 65세 이상의 노인에서 다양한 피부 종양(지루 각화증, 기저 세포암, 광선 각화증 등)이 증가한다. 장기간의 자외선 노출, 유해한 화학 물질의 제거 능력 감소, 멜라닌세포 숫자와 기능 및 염증 반응의 감소와 연관이 있다. 체액성 면역이 감소하므로 자가 항체의 빈도가 증가한다. 그러므로 천포창, 유천포창이 호발한다. 랑게르한스 세포 숫자 및 기능 감소에 의해 접촉성 과민 반응이 억제된다(표 6-4).

TEWL(경표피 수분 손실)은 정상~감소되는 양상이지만, 각질층의 수분 감소, 지질 합성 능력 감소(특히 콜레스테롤), pH 상승 등이 노화 피부의 특징적인 장벽 손상의 원인이다. 급성 피부 장벽 손상 후에 회복력이 감소하며, 광노화 피부에서 현저하다(1L-1α , TNF-α , amphiregulin 감소).

피부 두께 및 탄력성 감소와 함께 주름이 증가한다. 진피의 세포외 기질 단백질 결핍에 의한다. 성인 이후에 교원질은 매년 1% 감소되며, 자외선 노출에 의해 현저하게 유발된다. 다양한 신호 전달 경로에 의해 MMPs(matrix metalloproteinase) 발현이 증가한다.

그 외에 탈모 현상 및 흰 모발이 증가한다. 조갑판이 얇아지고, 조갑 반월이 소실되며, 조갑의 성장 속도가 감소하므로 조갑진균증의 치료 기간이 길어진다.

표 6-4 특성

표피 재생/세포 분열 ↓	피부 건조증 ↑
피부 장벽 기능 ↓	소양증 ↑
면역 기능(CMI) ↓	경피 흡수 ↑
(접촉성 과민반응, 랑게르한스세포)	피부 종양 ↑
상처 치유 능력 ↓	주름 ↑
땀 · 피지 생성 ↓	모발 손실 ↑
비타민 D 합성 ↓	흰 모발 ↑
온도 조절 ↓	자가면역성 질환 ↑
항산화 방어 능력 ↓	이차 세균 감염 ↑
감각 기능 ↓	화상 ↑
유해 화학물질 제거 ↓	MMPs 발현 ↑

피부 감각 기관의 기능 저하에 의해 소양증(메르켈 세포 감소), 화상의 빈도가 증가하며, 섬세한 작업에 지장을 유발한다.

피부 노화는 내인성 노화와 외인성 노화로 구분한다. 내인성 노화는 거시적 변화보다 기능적 변화를 나타내며, 외인성 노화는 만성적인 햇빛 노출에 의한 구조 및 생리적 변화를 의미한다. 노인 피부는 정상 피부보다 건조증이 심하고, 자극제에 대한 민감성이 증가하며, 가려움이 호발하므로 다양한 변화를 나타낸다. 조직학적 소견상 노인 표피는 얇으며, 과각화증, 표피-진피 결합(dermo-epidermal junction)이 느슨하고, 멜라닌 · 메르켈 · 랑게르한스 세포의 숫자가 감소한다(표 6-5, 6-6, 6-7), (그림 6-8).

각질세포의 케라틴 결합이 약해지면 세포가 응집하므로 각질세포 크기가 커지고, 각질세포의 교체 속도가 늦고, 각질층이 두꺼워진다. 정상 피부에 비해 각질층의 수분 유지 능력이나 장벽 손상에 의한 회복 능력은 감소되어 있다. 노화 피부에서 경표피 수분 손실(transepidermal water loss, TEWL)은 정상 피부에 비하여 경미한 감소 또는 차이가 없다. 노화 피부에서 수분 량이 감소되어 있으며, 기존의 수분 함량이 적어 수분 손실이 낮게 나타나기 때문이다. 그러나 건조증이 존재하면 지질, 자연 보습 인자, 각질층의 수분량은 감소된다.

노화 피부는 정상 피부보다 천연 보습 인자를 생성하는 필라그린이 감소하며, 전구 물질(profilaggrin)을 함유한 keratohyaline granule의 크기가 작다. 자연(천연) 보습 인자(lactate, potassium, sodium, chrolide)가 감소되며, 각질층의 수분량은 낮다. 표피 지질의 양이 감소되고 각질층의 층판 지질 구조가 변형되므로 장벽 기능에 이상을 나타낸다. 지질 총량은 정상 피부보다 최대 65%까지 감소한다. 특히 sterol ester와 triglyceride가 뚜렷하게 감소한다. 지질의 회복 과정에서 새롭게 지질이 생성되어야 하는데, 층판소체(lamellar body)에서 지질 생성이 제대로 일어나지 않는다. 지질 합성 효소(acid sphingomyelinase, ceramide synthase) 활성이 감소하므로 지질 합성이 낮아진다. 그 외 치밀 이음(tight junction) 단백질(Claudin-1, 6, 11, 12, 18) 등이 감소되거나, 위치가 변하므로 각질층 하부의 장벽 기능 이상이 나타난다. 진피의 혈관 · 콜라겐 · 결합섬유가 감소하며, 두께가 얇아져 진피의 수분 보유량이 감소한다.

피부 표면 pH의 산성 유지는 장벽 기능에 중요하다. 노인 피부의 pH가 정상 피부보다 증가하며, 특히 여성은 폐경 이후에 에스트로겐 감소에 의해 피부 표면의 pH가 증가된다. 각질층의 acid mantle은 표피 장벽의 항상성 · 각질세포간 결합 · 항균 장벽의 유지 및 염증 반응의 조절에 중요하다. 노화 피부에서 각질층 pH가 정상에 비해 높다. 각질층 산성도 유지에 중요한 역할을 하는 sodium-hydrogen antiporter type 1 및 인지질을 자유 지방산으로 분해하는 효소(secretory phospholipase A2)가 감소되기 때문이다. 산성도 증가는 각질세포간 결합 감소, β-glucocerebrosidase와 acidic sphingomyelinase의 분해에 의한 표피 지질 감소, protease activated receptor-2(PAR-2) 활성에 의한 층판소체 분비 감소에 기인한다.

히알루론산은 세포외 기질의 주된 구성 성분이다. 히알루론산이 각질형성세포에서 수용체 CD44를 활성화하여 각질형성세포 증식과 분화, 콜레스테롤 합성 증가, 층판소체 형성과 분비를 조절함으로써 표피 투과 장벽의 항상성을 유지한다. 히알루론산은 분자량에 따라 표피의 구조와 기능에 미치는 영향에 차이가 있다.

저분자량의 히알루론산(25-100kDa)은 precursor heparin binding epidermal-like growth factor(pro-HB-EGF)와 erbB4의 복합체에 결합하여 각질형성세포의 증식 촉진, 상처 치유에 관여한다. 고분자량(600 kDa 이상)의 히알루론산은 각질형성세포의 분화를 촉진한다. 내인성 · 광노화 피부에서 히알루론산이 감소되므로 장벽 기능의 변화와 밀접하게 연관된다.

활성 산소는 산화 세포 대사 과정에서 발생하며, 내인성 및 외인성 피부 노화에 다양한 역할을 한다. 활성 산소에 의한 지질의 과산화는 각질층 지질막을 손상시키고, 각질세포의 단백질 과산화가 각질세포 탈락 이상을 초래한다. 산화적 스트레스가 노화 피부 장벽 기능을 저하시키는 요인이다. 피부 각질층에 다양한 항산화제(항산화효소; superoxide dismutase, catalase, glutathione peroxidase, glutathione reductase, 비효소적 항산화제; vitamin C, uric acid, vitamin E, 코엔자임 Q10 등)이 존재한다. 각질층에서 vitamin E, vitamin C, glutathione, uric acid 등이 하부에서 높은 농도로 존재하며, 상층부로 갈수록 농도가 감소한다.

노화 피부에서 alpha-tocopherol과 vitamin C 농도가 젊은 사람에 비해 매우 감소되어 있다. 각질층의 항산화 방어 체계 이상은 노화 피부의 장벽 기능 저하를 초래하는 원인이 된다. Mevalonic acid 도포는 급성 장벽 손상에 의한 장벽 기능을 회복시킨다.

그외에 장기간 누워있게 되거나, 압력에 의한 짓무름(maceration)은 과립층을 제외한 나머지 층에서 세포 간격을 넓히고 지질 구조를 파괴하여 세포간 이음

(junction)을 약화시킨다. 고혈당에 의해 각질층 수분 및 층판소체 기능이 감소하므로 표피 지질 합성이 낮아진다. 지속적인 고혈당에 노출된 피부는 노화 피부와 비슷한 양상을 나타내므로 노화 피부를 악화시키는 인자에 해당한다. 항균 펩타이드는 각질세포 사이의 지질막에 존재한다. 사람 β-defensin 2(HBD-2)는 각질형성세포 뿐만 아니라 층판소체에 저장되어서 지질 전구체와 함께 각질층으로 분비된다. HBD-2는 IL-1α와 IL-1β를 전사 조절하며, 노화 피부에서 IL-1α 신호 감소에 의해 항균 펩타이드 발현이 감소된다. 노화에 따른 IL-1α 신호 전달 감소는 병원체에 대한 항균 뿐만 아니라 염증 반응을 억제하므로 감염이 호발한다.

1) 목욕 및 세정제

세정 과정에서 천연 보습 인자와 각질층 지질의 불필요한 손실을 막는 것이 중요하다. 계면활성제가 적게 포함된 세정제를 선택해야 한다. 심한 건조 피부가 동반된 노인은 주기적으로 때를 밀거나, 뜨거운 온탕이나 사우나에서 오랜 시간 머무는 경우가 많다. 따라서 목욕 습관에 대한 교육이 중요하다. 27~34℃의 미지근한 물에서 15분 내로 목욕을 시행하는 것이 좋다. 세정제는 저자극성, 저알레르기성, 약산성 pH의 제품을 사용해야 한다. 목욕 도중에 피부를 세게 문지르거나 때를 밀지 말고, 물기가 마르기 전에 보습제를 도포하여 수분 증발에 의한 피부 건조증을 막아야 한다.

2) 보습제

노화 피부는 표피 지질 양의 감소 및 층판 구조가 변형되어 있기 때문에 지질을 함유한 보습제를 사용해야 한다. 콜레스테롤을 3몰비로 유지하면 장벽 회복을 촉진한다는 결과가 보고되었다. Cholesterol-dominant SC lipid mixture(cholesterol: ceramides: palmitate: linoleate=3:1:1:1)을 도포하였을 때 장벽 회복 속도가 촉진되었다(3배)(그림 6-6). 콜레스테롤 양이 노화 피부에서 특히 감소되어 있기 때문이다. 보습제에 포함된 지질 성분은 층판소체(lamellar body) 내부로 유입된 이후에 각질층으로 이동하여 리모델링 되기까지 약 8시간 이상의 시간이 소요되므로 습윤제와 밀폐제 성분을 적절하게 함유한 보습제를 사용하여야 한다(그림 6-7).

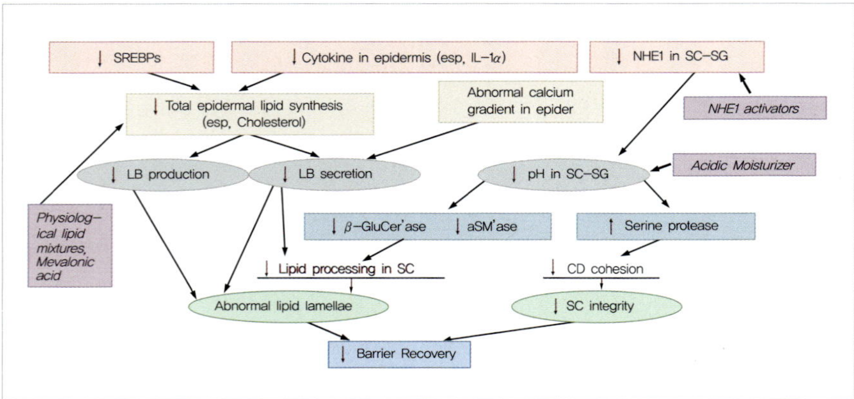

그림 6-6
노화 피부/피부 장벽

또한 각질세포가 커지고 각질층이 두꺼워져 있으므로 각질용해제(exfoliant) 성분을 함유한 보습제는 도움이 된다. 대표적인 성분은 alpha-hydroxy acids(AHAs)와 beta-hydroxy acids(salicylic acid)가 있으며, 각질세포의 탈락을 유도하여 피부를 매끈하게 한다. AHAs 성분 중에서 glycolic acid가 흔히 사용되며, lactic acid는 손·바디 제품에 주로 활용된다. 습윤 기능이 있는 2세대(PHA, polyhydroxy acid), 3세대(AMA, aromatic hydroxy acid)가 피부 장벽 기능을 개선시킨다.

Urea는 각질세포 사이의 결합을 녹여 각질 탈락 유도 뿐만 아니라 각질층의 수분량을 증가시킨다. 5~10%의 urea를 반복적으로 도포하면 경표피 수분 손실이 감소되며, 계면활성제에 의한 자극에 덜 민감해진다. 그 외에

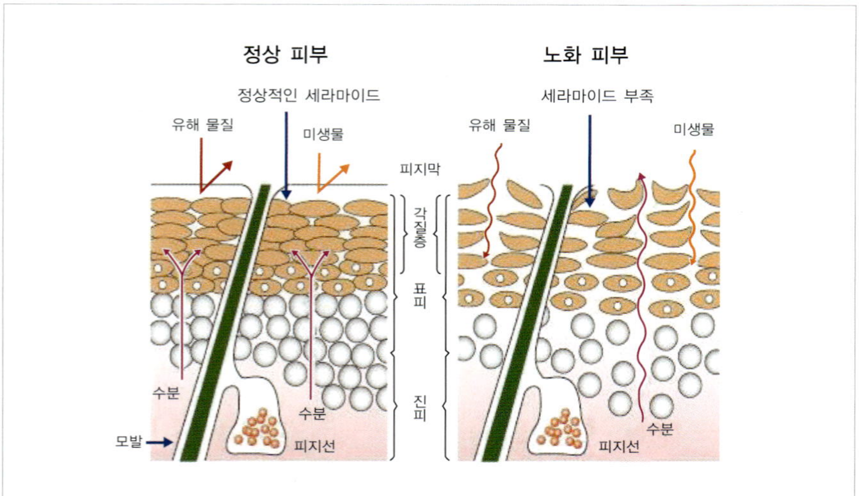

그림 6-7
정상 vs 노화 피부

PCA(pyrrolidone carboxylic acid)는 노인 피부 건조증에 도움이 된다.

노인 피부는 정상 피부보다 pH가 증가되어 있기 때문에 산성 보습제를 사용하여 pH를 조절해야 한다. 한 연구에 의하면 pH 4.0 보습제를 4주간 사용하였을 때 노인 피부의 각질층이 견고해졌다. 노인 피부에서 사용하는 보습제는 pH 3.5~4.0의 범위가 적합하였다. 비타민 A 유도체(레티노이드, retinoids)는 피부 주름을 완화하고 피부결을 매끄럽게 하며, 잡티를 연하게 만들며, 습윤제 역할을 나타낸다. 트레티노인(tretinoin)은 히알루론산 합성을 촉진하므로 수분 함유 능력을 향상시키며, 피부를 부드럽게 한다. 또한 진피 콜라겐 합성을 증가시켜 주름을 완화한다.

그러나 비타민 A 유도체 성분은 자극감과 장벽을 손상시킬수 있으므로 주

표 6-5 병리조직학적 소견

내인성 노화	광 노화
광학현미경 소견 – 표피 · Moderate epidermal thining · Flattened D–E junction · Variable cell size and shape · Occasional nuclear atypia · Fewer melanocyte · Fewer Langerhans cell	**광학현미경 소견** – 표피 · Irregular epidermal hypoplasia or hyperplasia · Flattened D–E junction · Cellular atypia · Loss of polarity · Marked irregularities in cell size · Irregular pigmentation(hyperpigmentation with alternative hypopigmentation) · Fewer melanocyte · Fewer Langerhans cell
– 진피 · Elastotic materials(–) · Atrophy(loss of dermal volume) · Fewer fibroblast · Fewer mast cell · Elastic fiber: slightly increased thickness · Abnormal nerve ending · Mature and stable collagen · No inflammatory cell infiltration	– 진피 · Elastotic materials(+) · Fewer fibroblast · Fewer mast cell · Elastic fiber: degenerate into an amorphous basophilic mass · Shortened capillary loops · Decreased mature collagen: type III collagen(↑), type I collagen(↓) · Dermal inflammatory cell infiltration(mild)
전자현미경 소견 · Oxytalan fiber(microfibril) decreased · Electron–lucid elastin aggregates of electron–dense macrofibril	**전자현미경 소견** · Collagen fiber decreased · Absent microfibril · Fine granular matrix of medium electrondensity, homogenous electrondensity inclusion(within fine granular matrix)

D–E: dermoepidermal

의해야 한다. 사용하기 2주 전에 일반적인 보습제를 사용하거나, PPAR-α agonist를 함께 도포하면 부작용이 감소한다(retinoid dermatitis).

항산화제는 광노화 뿐만 아니라 장벽 기능을 개선시킨다. 비타민 B3의 활성 아마이드(niacinamide)는 진피의 아교질 섬유 생성 촉진, 색소 침착 개선, 각질형성세포의 분화 촉진, 세라마이드를 포함한 각질층의 중요한 지질 생성 촉진, 건조증 개선 등의 다양한 기능이 있다.

상처 치유 과정에서 피부 리모델링, 재생에 관여하는 성장인자(EGF/amphiregulin) 수용체와 리간드는 각질형성세포 증식 · 분화 · 이동에 관여한다. 히알루론산 합성 효소를 증가시키므로 피부 장벽 기능에 관여한다.

표 6-6
내인성 노화와 외인성 노화의 차이점(성분)

	내인성 노화	외인성 노화
Epidermal HA	↓	↑ or ↔
Dermal HA	↔ Reduced extractability	↑ Shortened length
Dermal sGAGs	↓	↑ Clumped
Proteins	Slightly altered structures	Markedly altered structures, Hydrophobic
Water	↑ or ↔	↑
	Interact less with GAGs and proteins IL-12, IL-23	
Collagen fibers	↓	↑ or ↔
	Thinned Less soluble	Thickened More soluble
	Fragmented	
	Disorganized	
	Neo-synthesis ↓, Type III to I ratio ↑ Collagen network density ↑ (Loosely woven & straighter)	
Elastic fibers	↓	↑ Accumulation of damaged fibers

GAG, glycosaminoglycan; HA, hyaluronic acid; sGAG, sulfated glycosaminoglycan

(본 내용의 일부는 참고 문헌 12, 13, 14를 수정 · 보완함)

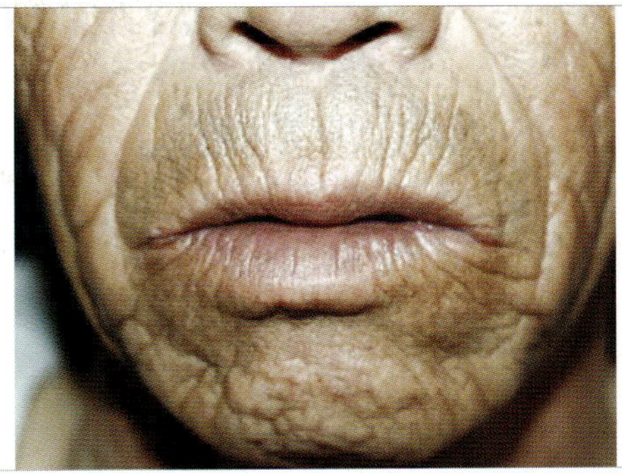

그림 6-8
광노화 피부(주름)

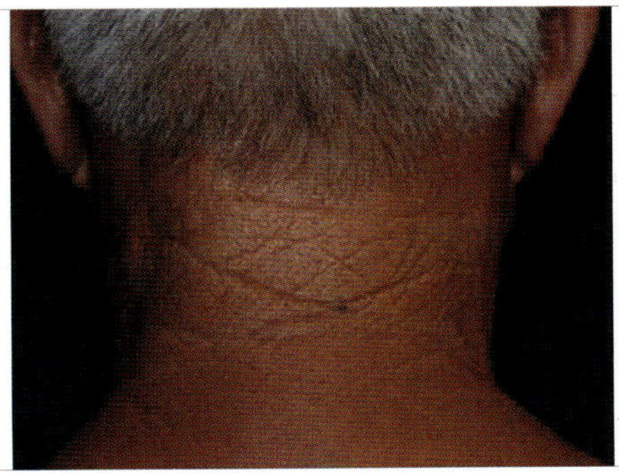

그림 6-9
광노화 피부(목덜미 능형)

표 6-7
Young vs Aged

	Young	Aged
Basal TEWL	++	+ ~ ++
SC hydration	++	+
SC integrity/cohesion	++	+
SC pH	++	+++
Barrier recovery	++	+
Total epidermal lipids	++	+
Epidermal lipid synthesis	++	+
Epidermal cholesterol synthesis	++	+
LB number	++	+ ~ ++
LB secretion	++	+
SC intercellular lipid bilayer	++	+
IL-1α	++	+
IL-1ra	++	+
Amphiregulin	++	+

++: basal, +: decreased, +++: increased/SC: stratum corneum/LB: lamellar bady, IL : interleukin
TEWL: transepidermal water loss

참고 문헌

1. Tăranu T, Toader S, Eşanu I, Toader MP. Pruritus in the elderly. Pathophysiological, clinical, laboratory and therapeutic approach. Rev Med Chir Soc Med Nat Iasi 2014;118:33-38.
2. Voegeli D. The role of emollients in the care of patients with dry skin. Nurs Stand 2007;22:64-68.
3. Choi EH, Man MQ, Xu P, et al. Stratum corneum acidification is impaired in moderately aged human and murine skin. J Invest Dermatol 2007;127:2847-2856.
4. Man MQ, Xin SJ, Song SP, et al. Variation of skin surface pH, sebum content and stratum corneum hydration with age and gender in a large Chinese population. Skin Pharmacol Physiol 2009;22:190-199.
5. Lodén M. Role of topical emollients and moisturizers in the treatment of dry skin barrier disorders. Am J Clin Dermatol 2003;4:771-788.
6. Ghadially R, Brown BE, Sequeira-Martin SM, Feingold KR, Elias PM. The aged epidermal permeability barrier. Structural, functional, and lipid biochemical abnormalities in humans and a senescent murine model. J Clin Invest 1995;95:2281-2290.
7. Zettersten EM, Ghadially R, Feingold KR, Crumrine D, Elias PM. Optimal ratios of topical stratum corneum lipids improve barrier recovery in chronologically aged skin. J Am Acad Dermatol 1997;37:403-408.
8. Vercelli D. Of flaky tails and itchy skin. Nat Genet 2009;41:512-513.
9. Bourguignon LY, Wong G, Xia W, Man MQ, Holleran WM, Elias PM. Selective matrix (hyaluronan) interaction with CD44 and RhoGTPase signaling promotes keratinocyte functions and overcomes age-related epidermal dysfunction. J Dermatol Sci 2013;72:32-44.
10. Denda M, Tomitaka A, Akamatsu H, Matsunaga K. Altered distribution of calcium in facial epidermis of aged adults. J Invest Dermatol 2003;121:1557-1558.
11. Proksch E. The role of emollients in the management of diseases with chronic dry skin. Skin Pharmacol Physiol 2008;21:75-80.
12. 이상은. Anti-aging cosmetics and skin barrier. 한국피부장벽학회지 2018;20:38-44.
13. 최응호. 노화 피부에서 피부 장벽의 변화. 대한피부과의사학회지 2016;70:1-5.
14. 노낙경. 피부 노화의 기준에 맞는 사용법 정리. 대한피부과의사학회지 2016;70:16-18.

3. 아토피 피부염

아토피 피부염(atopic dermatitis)은 심한 가려움증, 특정 부위에 반복하여 재발하는 만성 염증성 피부 질환이다. 아토피 피부염의 병인은 다양하지만, 피부 장벽 및 면역 반응과 연관된 병인으로 구분한다(그림 6-10).

알레르기성 피부 질환에 해당하는 아토피 피부염은 Th2의 활성화에 의해 각질형성세포의 분화가 억제되며, 장벽 기능의 감소가 유발된다. Th2 세포 뿐만 아니라 IL-22 사이토카인에 의한 표피 증식 및 IL-4, IL-13 사이토카인은 IgE 항체 생성에 관여한다. 그외에 PAR-2 활성화는 표피의 TSLP(thymic stromal lymphopoietin) 발현 및 랑게르한스 세포를 자극하므로 Th2 반응 증가 및 염증이 동반된다.

피부 장벽과 연관된 병인은 세라마이드 감소, 필라그린 유전자 변이, serine protease inhibitor 감소, pH 증가, 항균 펩타이드 감소, 밀착 연접 이상 등이 제시되었다(그림 6-11).

각질세포간 지질막을 형성하는 지질은 세라마이드, 콜레스테롤, 자유지방산이다. 환자의 병변 뿐만 아니라 건조 피부가 존재하는 비병변 부위에서 세라마이드가 감소한다. 가장 긴 사슬 구조의 세라마이드 1 감소는 건조 피부의 원인이다. 노화 피부, 겨울철 피부 건조증, 계면활성제 및 유기 용매에 의한 자극성 피부염, 건선, 여드름에서 감소된다.

pH 및 serine protease 활성 증가에 의한 acid sphingomyelinase, β-glucocerebrosidase의 불활성화 및 분해 촉진은 세라마이드 합성을 억제한다.

그림 6-10
아토피 피부염의 원인

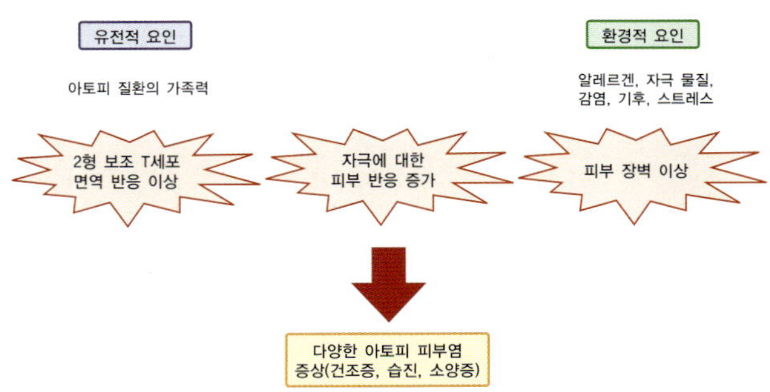

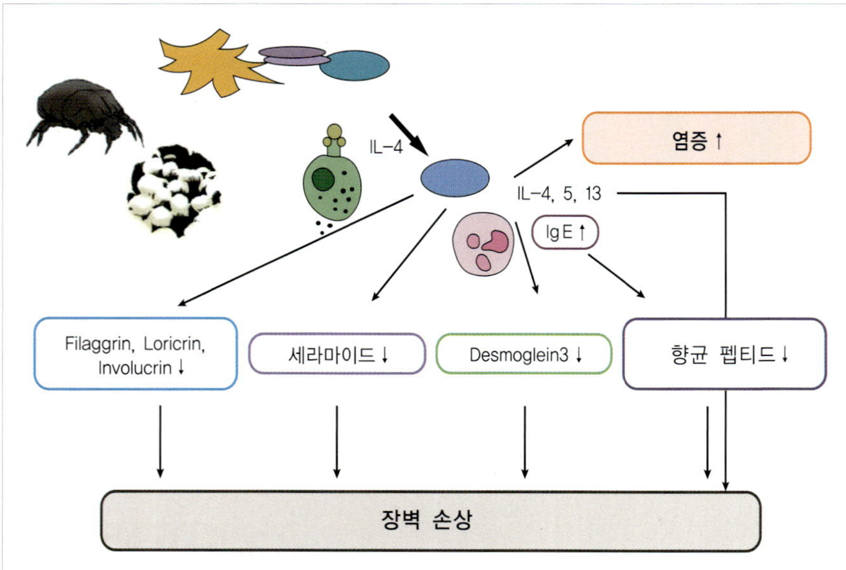

그림 6-11
아토피 피부염이 피부 장벽에 미치는 영향

세라마이드의 길이 감소와 함께 자유 지방산, 에스테르화 지방산 사슬(chain) 길이 감소가 동반되므로 장벽 기능이 손상된다. 증가된 INF-α, Kallikrein은 2개의 지방산 elongase(ELOVL1, ELOVL2=elongation of very long chain fatty acid)를 억제하므로 사슬 길이를 짧게 만든다.

케라토히알린 과립(keratohyalin granule)을 구성하는 프로필라그린(profilaggrin)이 과립층에 존재한다. 각질형성세포의 최종 분화 과정에서 필라그린으로 분해된다. 각질세포막을 형성할 때 케라틴 필라멘트를 응집하여 각질세포를 단단하고 편평한 구조를 만든다. 각질층 상부로 이동하면 필라그린은 아미노산으로 분해된다. 함습에 중요한 자유 아미노산, pyrrolidone carboxylic acid(PCA)로 변한다. 자연 보습 인자(natural moisturizing factor, NMF) 중에서 자유 아미노산이 40%, PCA가 12%를 차지한다. 필라그린은 분해 과정을 통하여 citrulline, PCA, trans-UCA를 생성한다. 이들은 각질층 수화, 각질층 pH 정상화, 투과 장벽 유지, 각질층 견고함(integrity/cohesion), 항균 · 항염 작용 등을 담당한다.

필라그린 유전자 돌연변이에 의해 발생하는 어린선(ichthyosis vulgaris)은 심한 피부 건조증을 나타낸다. 필라그린 유전자의 돌연변이에 의해 필라그린 단백질 및 자연 보습 인자의 생성이 감소되므로 건조 피부가 유발된다. 아토피 피부염 환자의 비병변 피부는 표피 분화 단백질 중에서 많은 비중을 차지하는

loricrin, involucrin이 정상과 비교하여 차이가 없으나, 필라그린 발현이 감소된다.

유럽, 아시아 등에서 27가지 이상의 필라그린 유전자의 loss-of-function mutation이 보고되었다. 그러나 필라그린 유전자 변이는 인종에 따른 차이가 있다. 돌연변이 환자는 조기에 발병하여 심한 증상을 나타내며, 성인기까지 지속된다. 한국인 아토피 피부염 환자 1,100명을 대상으로 시행한 서성준 교수의 연구에 의하면 필라그린 돌연변이를 포함한 유전적 다형성이 존재하였다. 새로운 nonsense mutation(P.Y 1767, 526del A mutation), 아시아 전역에서 보고된 nonsense mutation(Pk4022X), 일본에서 3321del A mutarion을 보고하였다. 특히 pk4022X, 3321del A mutation은 한국인 아토피 환자에서 각각 50명과 18명으로 가장 많았다. 서양인 40%, 중국인 30%, 일본인 25% 정도에 비하면 빈도가 낮았다.

어린선, 아토피 피부염, 죽상 모발 등의 특징적인 임상 양상을 보이는 Netherton 증후군과 아토피 피부염에서 serine protease inhibitor(SPI) 단백질(LEKTI 1)의 발현을 조절하는 유전자(SPINK 5) 돌연변이가 나타났다. 아토피 피부염 환자의 피부 표면 pH는 정상인보다 높다. 병변 부위에서 pH가 더 높으며, 가려움증의 정도가 심할수록 pH가 증가된다. 아토피 피부염에서 피부 표면의 pH가 증가하고 LEKTI 1의 활성도가 감소하면 각질세포의 탈락을 유도하는 SP의 활성이 촉진된다. pH 상승은 protease activated receptor-2(PAR-2)의 활성을 증가시킨다. PAR-2 agonist를 사용하면 피부 장벽의 회복이 지연된다(일부의 내용은 참고 문헌 15를 수정 · 보완함).

◈ **참고** ◈

선천성 피부 장벽 기능 장애

1) Filaggrin 유전자 변이(유럽)
2) Serine protease 생성에 관여하는 KLK7 유전자 변이(한국)
3) Serine protease inhibitor 생성에 관여하는 SPINK5 유전자 변이(한국)

피부 장벽의 항상성 유지에 산성 pH가 중요하다[생후 1~2일=pH 6.63, 7~8일=pH 5.35]. 피부 장벽 손상 후 피부가 산성 pH를 유지하면 정상적인 피부 장벽이 회복되지만, 중성 또는 알칼리성 pH가 지속되면 피부 장벽의 회복이 지연된다.

피부 pH가 증가하면 SP의 활성이 증가되어 각질교소체의 분해를 촉진하므로 각질층의 견고함이 소실된다. 가수분해효소 β-glucocerebrosidase 및 acid sphingomyelinase의 기능을 감소시켜서 각질세포간 지질막 형성에 결정적인 역할을 수행하는 세라마이드 생성을 억제한다.

아토피 피부염 환자의 피부는 적절한 순간에 적정한 양의 SPI가 발현되지 못함으로써 SP 활성이 지속되므로 PAR-2 활성화가 지속된다. 피부 장벽 개념에 의하면 장벽 회복 항상성을 파괴하고, 면역반응 측면에서 IL-7과 유사한 사이토카인[TSLP(thymic stromal lymphopoietin)] 분비를 증가시킨다. 증가된 TSLP는 주변 랑게르한스세포가 Th2 세포를 활성화시키므로 염증을 유발한다.

항균 펩타이드(antimicrobial peptide)는 아토피 피부염 환자의 급성 병변에서 뚜렷하게 감소된다. 항균 펩타이드는 인체의 선천면역 체계를 구성하는 중요한 요소이다. 바이러스, 세균, 진균 등에 광범위한 항균 작용을 나타내는 1차 방어선을 구축한다. 세포 면역과 획득 면역을 활성화하고, 손상에 의한 상처 회복 기능에 관여한다. β-defensin과 cathelicidin은 표피의 과립층과 유극층 상부에서 생성되고, 층판소체에 저장된다. 각질층으로 이송된 이후에 지질과 함께 분비되며, 각질세포간 지질막 사이에 존재한다.

피부 투과 장벽을 구성하는 각질세포간 지질과 항균 펩타이드가 각질층에 공존(co-localization)하므로 밀접하게 연관되어 있다. 각질세포간 지질을 구성하는 자유지방산, glucosylceramide, sphingosine 등은 항균 작용이 있다. 아토피 피부염 피부에서 acid ceramidase가 감소되어 있다. 강력한 항균 작용을 하는 sphingosine의 생성이 감소되므로 감염이 호발한다. 그러므로 급성 아토피 피부염 환자에게 적절한 항생제를 사용하면서, 피부 병변을 빠르게 완화시키는 국소 요법을 시도해야 한다. 증식하는 포도구균에 의한 병변 악화 및 염증 반응을 억제한다.

Tight junction(TJ, 밀착 연접)은 상피세포에 존재하며, 연접한 세포막의 측면을 고정시키고 세포 사이의 수분 흐름을 방지하는 기능이 있다. 포유류의 경우에 표피와 함께 소화기 및 호흡기의 상피 세포에서 장벽 역할을 수행한다. 표피에서 2번째의 물리적 장벽이다. 과립층 상부의 각질형성세포 막 측면에 존재하며, 세포를 고정시키고 형태를 잡아주는 역할을 담당한다. 외부에서 들어오는 protease-active allergen이 각질층을 통과하여 과립층에 노출되면 TJ이 손상되며, TJ 하부에 존재하는 랑게르한스 세포의 수지(dendrite)가 TJ 위로 올라온다. 노출된 알레르겐은 각질형성세포 막의 PAR-2를 활성화하고,

세균은 Toll-like receptor(TLR)를 활성화하여 각질형성세포에서 케모카인 및 TNF-α, IL-1, TSLP 등의 사이토카인이 분비된다. 각종 알레르겐을 인식한 랑게르한스세포는 활성화하여 국소 림프절로 이동한다. 국소 림프절로 이동한 랑게르한스세포는 T 세포와 B 세포를 활성화시킨다. 피부에서 아토피 피부염과 접촉 피부염, 폐에서 천식, 비강에서 알레르기 비염, 소화관에서 음식 알레르기를 발생한다.

TJ 발현이 아토피 피부염 환자의 피부에서 정상인에 비하여 현저하게 감소한다. 접착 단백 claudin-1은 병변부에서 발현이 감소한다. 아토피 피부염 환자에서 헤르페스 바이러스 감염 원인은 밀폐 연접 단백질 중에서 caludin-1의 감소에 의한다.

1) 목욕 및 세정제

세정 목적은 각질층에 수분을 공급하고, 땀 · 먼지 · 딱지 · 자극성 물질 등의 각종 오염을 씻어내고, 미생물을 포함한 항원으로 작용하는 물질을 제거하는 것이다. 피부 장벽의 손상을 최소화하기 위해 저자극성, 저알레르기성 세정제가 바람직하다. pH는 중성~약산성이 좋으며, 알칼리성 비누는 아토피 피부염 환자의 피부 장벽 손상을 가중시킨다.

규칙적인 목욕은 피부를 수화시키고, 피부 장벽 기능 회복에 도움을 준다. 적절한 목욕 횟수는 하루 한번이 일반적이다. 계절이나 환경에 따라 차이가 있으나, 여름에는 2번 이상 가능하다.

뜨겁지 않고 따뜻하거나 미지근한(27~34C) 물과 보습력을 가진 세정제를 사용해 20분 이내의 목욕이나 샤워를 시행한다. 피부를 세게 문지르거나 때를 밀지 않도록 주의하며, 목욕 후에는 타월로 문지르지 말고 톡톡 두드려서 물기를 닦고 즉시 보습제를 바른다. 영유아는 통목욕이 일반적이다. 통 밖에서 피부에 묻은 오염물을 흐르는 물이나 샤워기로 간단히 씻어낸 이후에 통 목욕을 짧게 시행한다.

2) 보습제

건조 피부 치료 및 예방, 피부 염증 감소, 피부 장벽 회복 등의 다양한 목적을 위해 보습제를 사용한다. 보습제의 선택은 제품에 포함된 향료, 보존제, 유화제 및 계면 활성제의 종류와 용량에 주의를 기울여야 한다. 이러한 성분은 피부 장벽 손상에 의한 민감도를 증가시킬수 있기 때문이다.
또한 환자의 피부 상태, 계절, 기후, 온도, 개인의 기호 등을 고려해야 한다. 일반적으로 oil in water(O/W) emulsion 크림 제품이 추천된다. 각질층 지질 중에서 세라마이드의 감소가 현저하므로 세라마이드 및 기타 지질(자유 지방산, 콜레스테롤)이 일정한 비율로 이루어진 생리적 지질 혼합물(physiological lipid mixture) 또는 세라마이드의 함량이 높고 콜레스테롤과 자유 지방산을 혼합한 보습제(ceramide dominant physiologic lipid-base mixture)를 선택해야 한다.
Pseudoceramide를 함유한 보습제는 피부 장벽 기능 강화에 효과가 있으며, 국소 스테로이드와 함께 도포하면 스테로이드에 의한 부작용을 줄이고, 손상된 피부 장벽 회복을 돕는 효과가 있다.
필라그린 분해 산물(PCA)의 감소를 보충하기 위해 PCA 성분을 함유한 보습제가 도움이 된다. 상승된 피부 pH를 낮추기 위해 약산성의 보습제를 사용하는 것이 좋다. 다양한 항염증 성분을 첨가한 보습제는 경미한 아토피 피부염에서 국소 스테로이드제를 사용하지 않아도 어느 정도 병변이 호전된다. 이러한 성분은 chamomile, aloe vera, St.John's wort, coconut oil, shea butter, grape seed, licochalcone, 세라마이드, 니코틴아미드, palmitoylethanolamide(PEA), coal tar 등이 있다. 그 외에 아토피 피부염 환자는 항균 펩타이드 감소에 의한 감염이 호발하므로 항균 성분이 첨가된 보습제가 유용하다.
목욕 이후에 피부를 통한 수분 손실이 증가하고 각질 보습력이 감소한다. 그러므로 피부 건조에 의해 아토피 피부염이 악화될 수 있다. 따라서 보습제는 목욕 직후에 수건으로 톡톡 두드려 말린 후 3분 이내에 도포해야 한다. 보습제 도포 후 6~8시간이 지나면 처음 도포량의 50% 정도만이 남기 때문에 1일 2~3회 이상 도포해야 한다(서양인: 1일 4회~5회 도포 권장). 아토피 피부염 환자에서 정상으로 보이는 피부에도 피부 장벽이 손상되어 있으므로 전신에 도포해야 한다. 보습제를 전신에 도포할 경우에 성인은 주당 600g(30g x 3회 x 7일=630g)을 사용하도록 권고한다. 약제와 크림류 보습제를 함께 사용할 경우 보습제를 먼저 바르고 30분 후에 필요한 부위에 약제를 도포한다. 오염된 피부를 씻지 않은 상태에서 보습제를 도포하면 피부를 자극하는 오염 물질이나 먼지, 땀 등에 의해 피부염이 악화될 수 있다. 그러므로 피부를 깨끗이 한 후에 보습제를 사용해야 한다.

3) 부작용 및 주의 사항

보습제에 자극 물질이 거의 없으나, 아토피 피부염 환자의 피부는 일반인에 비하여 민감한 상태이다. 그러므로 보습제 도포에 의해 자극 증상이 유발된다.
병변부는 보습제에 의해 자극 증상이 심하게 나타날수 있다. 심한 병변 부위는 피해야 한다. 보습제의 가장 흔한 부작용은 도포 직후의 화끈함 또는 따끔거림과 같은 자극감, 피부 발적 등이 있다. 부작용은 개인에 따라 차이가 있다. 그러므로 보습제를 도포한 후 따갑거나 가려운 증상, 발적 등이 없는 제품을 선택하라!
피부염의 임상 증상이 호전된 이후에도 자극 증상이 지속적으로 반복되면 접촉 피부염이 유발될 가능성이 있다. 지속적으로 반복되는 피부 발적이 나타나면 보습제의 사용을 중지하라!
알레르기성 접촉 피부염은 방향제나 보존제가 원인 물질이다. 무향의 보습제가 이상적이지만 환자에 따라 향을 좋아하는 경우도 있으므로 순응도를 고려해야 한다.

그림 6-12
아토피 피부염

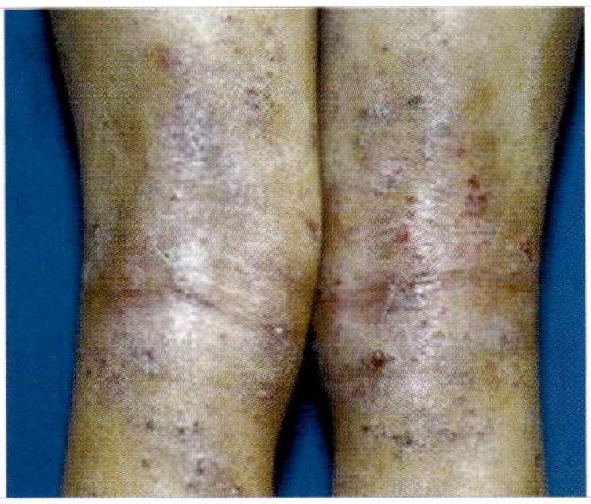

그림 6-13
아토피 피부염

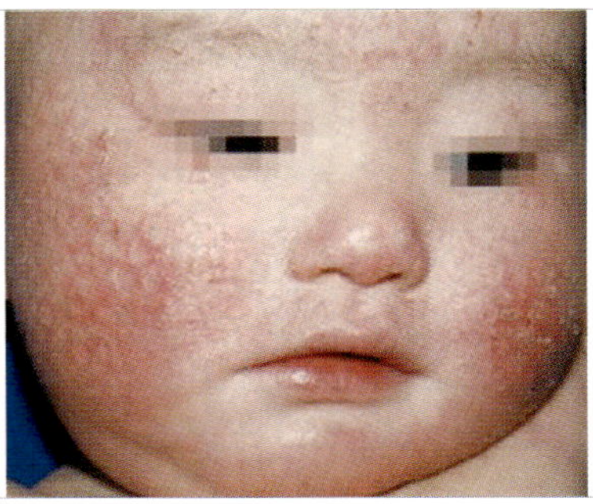

여름철의 습한 환경, 땀을 많이 흘리는 환경에 의해 과보습이 유발된다. 땀이나 습기를 어느 정도 제거한 후 보습제를 사용해야 하며, 보습제 사용 횟수를 조절한다.

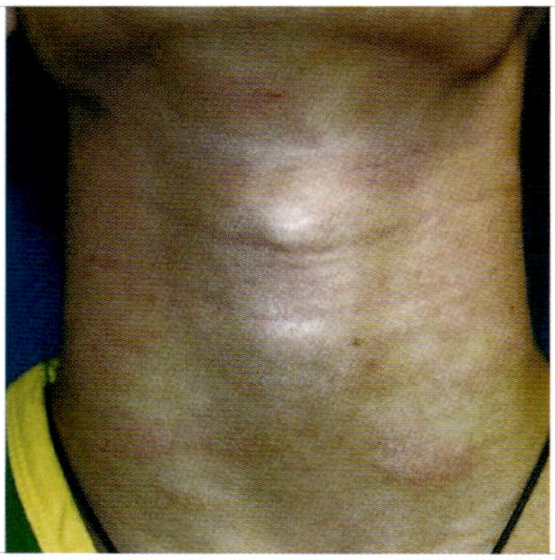

그림 6-14
아토피 피부염

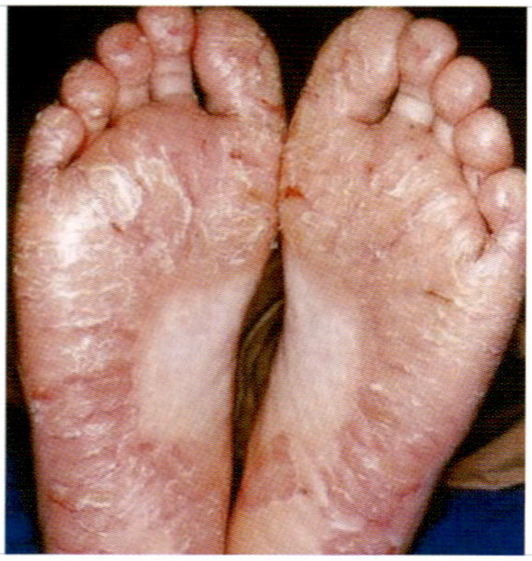

그림 6-15
아토피 피부염

참고 문헌

1. Elias PM, Wakefield JS. Mechanisms of abnormal lamellar body secretion and the dysfunctional skin barrier in patients with atopic dermatitis. J Allergy Clin Immunol 2014;134:781-791.
2. Egawa G, Kabashima K. Multifactorial skin barrier deficiency and atopic dermatitis: Essential topics to prevent the atopic march. J Allergy Clin Immunol 2016;138:350-358.
3. Elias PM, Hatano Y, Williams ML. Basis for the barrier abnormality in atopic dermatitis: outside-inside-outside pathogenic mechanisms. J Allergy Clin Immunol 2008;121:1337-1343.

4. Szegedi A. Filaggrin mutations in early- and late-onset atopic dermatitis. Br J Dermatol 2015;172:320-321.
5. Czarnowicki T, Krueger JG, Guttman-Yassky E. Novel concepts of prevention and treatment of atopic dermatitis through barrier and immune manipulations with implications for the atopic march. J Allergy Clin Immunol 2017;139:1723-1734.
6. Lodén M. The skin barrier and use of moisturizers in atopic dermatitis. Clin Dermatol 2003;21:145-157.
7. Sugarman JL, Parish LC. Efficacy of a lipid-based barrier repair formulation in moderate-to-severe pediatric atopic dermatitis. J Drugs Dermatol 2009;8:1106-1111.
8. Simpson EL, Berry TM, Brown PA, Hanifin JM. A pilot study of emollient therapy for the primary prevention of atopic dermatitis. J Am Acad Dermatol 2010;63:587-593.
9. Chalmers JR, Haines RH, Mitchell EJ, et al. Effectiveness and cost-effectiveness of daily all-over-body application of emollient during the first year of life for preventing atopic eczema in high-risk children (The BEEP trial): protocol for a randomised controlled trial. Trials 2017;18:343.
10. Simpson EL, Chalmers JR, Hanifin JM, et al. Emollient enhancement of the skin barrier from birth offers effective atopic dermatitis prevention. J Allergy Clin Immunol 2014;134:818-823
11. Leung DY. New insights into atopic dermatitis: role of skin barrier and immune dysregulation. Allergol Int 2013;62:151-161.
12. Elias PM, Wakefield JS. Therapeutic implications of a barrier-based pathogenesis of atopic dermatitis. Clin Rev Allergy Immunol 2011;41:282-295.
13. Namkung JH, Lee JE, Kim E, Byun JY, Kim S, Shin ES, Cho EY, Yang JM. Hint for association of single nucleotide polymorphisms and haplotype in SPINK5 gene with atopic dermatitis in Koreans. Exp Dermatol 2010;19:1048-1053.
14. Thiboutot D, Del Rosso JQ. Acne vulgaris and the epidermal barrier: Is acne vulgaris associated with inherent epidermal abnormalities that cause impairment of barrier functions? Do any topical acne therapies alter the structural and/or functional integrity of the epidermal barrier? J Clin Aesthet Dermatol 2013;6:18-24.
15. 최응호, 윤나영. 아토피 피부염의 피부 장벽 병인. J Lifestyle Med 2012;2:70-76.

4. 건선

건선(psoriasis)은 은백색의 인설을 동반한 홍색 구진 및 판이 존재하는 만성 염증성 질환이다. 표피의 불완전한 분화에 의해 각질형성세포의 만성적인 이상 증식이 동반된다. 몸통을 비롯하여 손 · 발 · 두피 · 얼굴 등의 노출 부위를 침범하므로 대인 관계에 심각한 영향을 주며, 피부 뿐만 아니라 관절을 침범할수 있다. 1980년대 이전에는 각질형성세포의 과증식에 의해 유발된다고 주장하였다. 이후에 T 세포 중에서 interferon-r를 분비하는 Th1 세포의 이상에 의한다고 간주하였다. 2005년 이후에 보조 T 세포(Th cell)의 중요성이 제기되었다. 건선에서 Th17세포가 증가된다. Th17세포의 이동(CCL20), 분화 및 활성(IL-6, IL-23)이 증가된다. 병인은 표피와 진피를 구성하는 세포의 면역 반응에 의한다. 이러한 면역학적 요인 외에 피부 장벽, 외상, 감염, 약물, 스트레스, 유전적 요인 등의 다양한 원인이 제시되었다.

최근에 보고된 유전자 검사 결과에 의하면 염색체 1q21 epidermal differentiation complex(EDC)에 존재하는 각질세포막 유전자(late cornified envelope, LCE) 클러스터 변이는 선천성 피부 장벽 기능 이상과 연관성이 있다(LCE 3B, 3C의 결손). Th17 및 Th1 세포와 연관된 면역 유전자 외에 각질형성세포 분화와 관련된 유전자(PSORS4)가 규명되었다. PSORS5에 각질세포 박리에 관여하는 cystatin 유전자 존재, PSORS4에 loricrin 유전자 및 각질교소체를 구성하는 corneodesmosin 유전자가 PSORS1에 위치한다. 면역 반응에 의한 이차적인 피부 장벽 손상은 건선을 악화시킨다. 조직학적으로 각질형성세포의 과다 증식에 의한 표피 증식과 진피의 염증 세포 침윤이 특징이다. 피부 장벽 회복 과정에서 각질형성세포 증식이 유도되며, 상처 회복 과정과 건선 발생 과정이 유사하므로 다양한 연구가 진행되고 있다.

건선 피부는 정상 피부에 비해 경표피 수분 손실(TEWL)이 증가되어 있고, 장벽 손상 후에 회복 속도 저하 등의 장벽 기능 이상이 존재한다. 피부 장벽 이상은 면역 반응에 의한 염증의 이차적인 현상으로 간주하였으나, 장벽 이상이 건선 발생에 중요한 역할을 한다는 관점이 지배적이다. 건선 환자의 비병변부에 경미한 자극(tape stripping)을 가하면 건선 병변이 유발된다. 장벽 손상 혹은 비정상적인 회복 과정이 건선 유발에 관여할 가능성을 의미한다. 건선 피부는 각질층 지질 구조 변화, 전구 단백질의 이상 합성, 비정상적인 케라틴 발현, 필라그린(filaggrin) 및 loricrin 발현 감소에 의해 장벽 기능이 손상되어 있다. SPT의 발현 감소에 의해 각질층의 지질 중에서 세라마이드(ceramide, Cer)의 총량이 감소되어 있다. Cer 1, 3, 6은 감소하지만 Cer 2,5는 증가한다. 긴 지방 사슬을 갖는 Cer 1은 피부의 장벽을 견고하게 하며, 보습 유지와 투과 장벽 유지에 중요한 기능을 담당한다. Cer1 감소는 장벽 기능의 약화를 초래한다. 지질 구조 변화에 의해 각질층의 각질세포 응집력이 약화되어 각질이 과도하게 탈락된다(표 6-8, 그림 6-16).

전구 단백질(loricrin, involucrin)의 비율이 변하므로 미성숙한 세포막이 형성된다. 정상 표피에 비하여 keratin 6, 16, 17의 발현이 증가하므로 각질형성세포의 분화에 비하여 과증식이 유도된다. 그 밖에도 각질세포의 케라틴 응집을 담당하는 필라그린(filaggrin) 소실에 의해 각질이 쉽게 탈락하고, 인설이 동반된다. 또한 표피의 정상적인 칼슘 기울기가 소실되므로 각질층에서 정상 피부에 비해 높은 농도의 칼슘이 존재한다. 그러므로 완전히 분화되지 않은 각질세포가 증식한다. 천연 보습 인자(NMF)의 소실이 동반되므로 경표피 수분 손실(TEWL)이 증가하고, 각질층의 수분 함유량이 감소하므로 건조 피부가 나타난다. 단백 분해 효소(serine protease) 활성에 의해 protease activated receptor-2(PAR-2) 활성이 증가하므로써 장벽 회복이 지연된다. 따라서 피부 장벽 손상을 완화시키는 보습제 사용은 건선 치료의 보조 요법이다. 표피 증식은 STAT 3 활성과 연관성이 있으며, IL-17은 각질형성세포에서 IL-19, IL-22, IL-36 분비를 유도하므로 직 · 간접적으로 관여한다. 염증성 수지상세포가 증식되어 있으며, TNF · iNOS · IL-23 · IL-17 등을 발현 및 활성화한다. 그러나 항균 펩타이드(psoriasin, lipocalin2, β-defensin 2, cathelicidin)가

표 6-8
Outside-Inside Paradigm

Prediction	Examples
Severity of disease phenotype correlates with the extent of barrier abnormality	Psoriasis, atopic, dermatitis, ichthyosis of various types
Improvement in stratum corneum (SC) function alone improves inflammatory dermatoses	Psoriasis(occlusion), atopic dermatitis(hydration, barrier repair, or occlusion)
Insults localized to SC alone initiate inflammation	Psoriasis(Koebner), irritant contact dermatitis, or repeated tape stripping or acetone wipes
Factors that modify disease prevalence and/or severity alter SC barrier function	Decrease humidity(atopic dermatitis), psychological stress(atopic dermatitis, psoriasis, or wound healing), androgens(psoriasis, survival of premature infants, or atopic dermatitis)

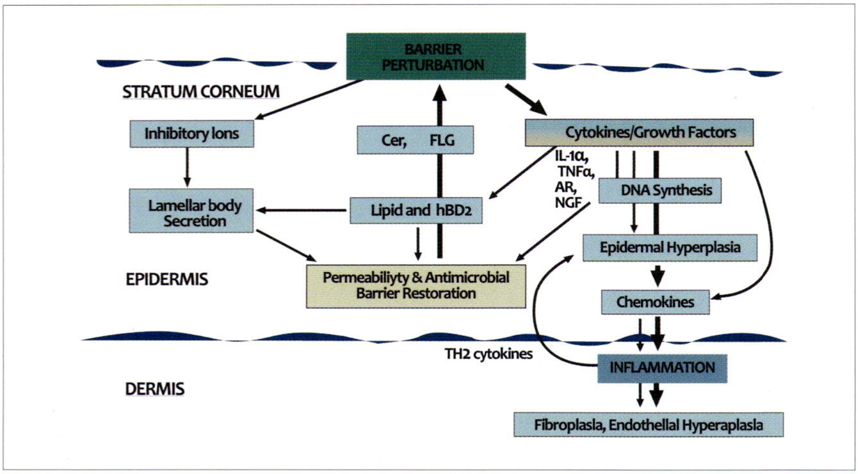

그림 6-16
건선 피부 장벽

증가되어 있으므로 아토피 피부염에 비하여 이차 감염은 드물다.

1) 목욕 및 세정제

건선 환자에서 목욕과 세정은 탈락한 각질을 제거하고, 각종 오염물을 씻어 낸다. 대부분의 환자는 각질과 인설에 의한 부정적인 이미지 때문에 목욕 과정에서 과도하게 제거한다. 그러나 탈락하지 않은 각질까지 과도하게 제거하면 장벽 기능의 저하 뿐만 아니라, 이차적으로 각질형성세포의 과증식을 유발하여 염증이 악화된다. 장벽 기능이 약화되어 있으므로 세정제는 저자극성, 저알레르기성, 약산성 pH 제품을 사용해야 한다. 과도한 인설을 제거하기 위해 목욕 도중에 피부를 세게 문지르거나 때를 미는 등의 물리적 자극을 피해야 한다. 각질용해 성분(glycolic acid, salicylic acid 등)이 적절하게 함유된 세정제를 사용해야 한다. 물기는 톡톡 두드려 닦는 것이 좋고, 과도한 각질이나 딱지를 인위적으로 제거하면 회복 과정에서 각질이 과증식하므로 자극을 피해야 한다.

2) 보습제

과도한 인설을 억제하는 각질용해제 성분이 도움이 되며, 대표적으로 glycolic acid, salicylic acid, urea 등이 있다. 요소(urea)는 대표적인 각질용해제이며,

표피의 두께를 감소시키고 가려움을 억제한다. 기저세포층에서 DNA 합성을 감소시켜 표피의 과증식을 억제하며, 세포 분화를 유도한다. 일부의 연구에 의하면 건선 병변에 10% urea를 함유한 보습제를 도포하였을 때 홍반 · 각질 · 피부 두께가 감소하였고, 다른 보습제보다 각질층 수분량 증가 및 경표피 수분 손실(TEWL)이 감소하였다. 또한 국소 도포제를 바르기 전이나 동시에 사용하면 치료 효과를 높이므로 건선의 보조 치료제로 권장되고 있다. 살리실산(salicylic acid)은 각질용해제로서 두꺼운 만성 판상 건선에 많은 도움을 준다. 특히 두피 건선 환자에서 살리실산을 함유한 제품은 각질, 홍반, 피부 두께를 감소시킨다.

건선 환자는 장기간의 스테로이드 사용에 의해 표피 분화와 각질층 지질 합성이 감소하므로 피부 장벽 기능이 약화되어 있다. 따라서 아토피 피부염과 마찬가지로 장벽 기능을 회복시키는 유사 세라마이드가 포함된 보습제가 필요하다. 감마 리놀렌산(γ-linoleic acid)과 세라마이드 성분을 함유한 보습제가 건선의 악화를 예방하고 치료에 도움이 된다는 보고가 있다. 생리적 지질 혼합물(physiological lipid mixture) 및 장벽 기능을 회복시키는 성분이 포함된 보습제를 사용하면 건선의 악화를 방지할수 있다. 스테로이드 연고와 같이 사용하였을 때에 스테로이드에 의한 부작용을 상쇄하는 효과를 기대할수 있다.

그림 6-17
적상 건선

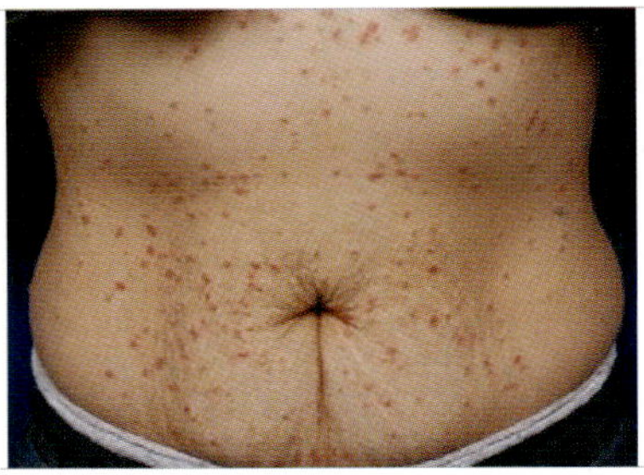

그림 6-18
심상성 건선

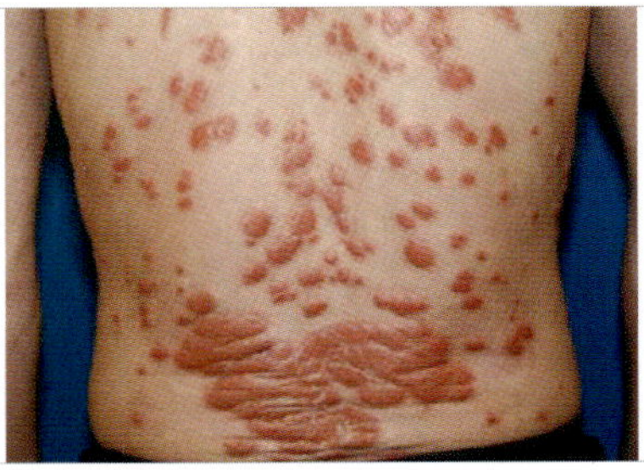

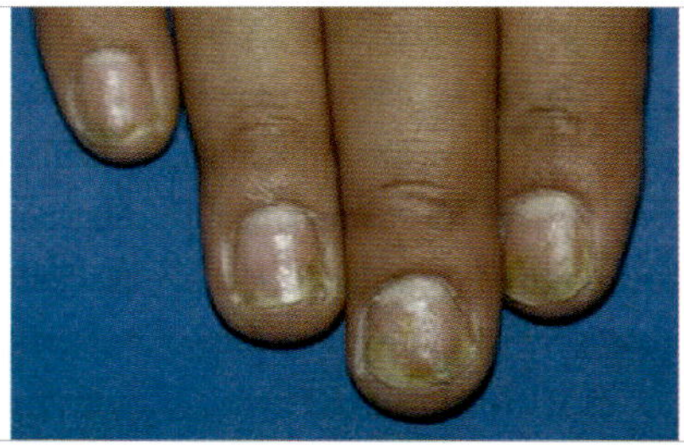

그림 6-19
손톱 변형

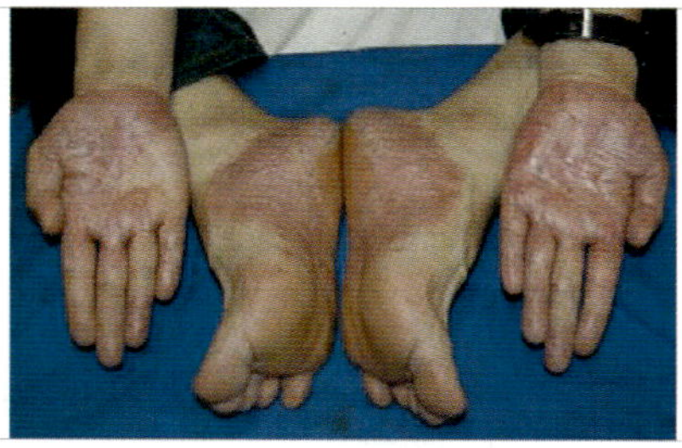

그림 6-20
수장족저 농피증

최근에 PAR-2 길항제 성분이 포함된 보습제가 개발되었으며, 과도한 각질과 염증 반응을 억제한다. (일부의 내용은 참고문헌 12를 수정 · 보완함)

참고 문헌

1. Giardina E, Capon F, De Rosa MC, et al. Characterization of the loricrin (LOR) gene as a positional candidate for the PSORS4 psoriasis susceptibility locus. Ann Hum Genet 2004;68:639-645.
2. Ye L, Lv C, Man G, Song S, Elias PM, Man MQ. Abnormal epidermal barrier recovery in uninvolved skin supports the notion of an epidermal pathogenesis of psoriasis. J Invest Dermatol 2014;134:2843-2846.
3. Vasilopoulos Y, Walters K, Cork MJ, Duff GW, Sagoo GS, Tazi-Ahnini R. Association analysis of the skin barrier gene cystatin A at the PSORS5 locus in psoriatic patients: evidence for interaction between PSORS1 and PSORS5. Eur J Hum Genet 2008;16:1002-1009.
4. Bergboer JGM, Zeeuwen PLJM, Schalkwijk J. Genetics of psoriasis: evidence for epistatic interaction between skin barrier abnormalities and immune deviation. J Invest Dermatol 2012;132:2320-2331.
5. Coto E, Santos-Juanes J, Coto-Segura P, Alvarez V. New psoriasis susceptibility genes: momentum for skin-barrier disruption. J Invest Dermatol 2011;131:1003-1005.
6. Cai Y, Fleming C, Yan J. New insights of T cells in the pathogenesis of psoriasis. Cell Mol Immunol 2012;9:302-309.

7. Duffin KC, Krueger GG. Genetic variations in cytokines and cytokine receptors associated with psoriasis found by genome-wide association. J Invest Dermatol 2009;129:827-833.
8. Motta S, Sesana S, Ghidoni R, Monti M. Content of the different lipid classes in psoriatic scale. Arch Dermatol Res 1995;287:691-694.
9. Menon GK, Elias PM. Ultrastructural localization of calcium in psoriatic and normal human epidermis. Arch Dermatol 1991;127:57-63.
10. Motta S, Monti M, Sesana S, Mellesi L, Ghidoni R, Caputo R. Abnormality of water barrier function in psoriasis. Role of ceramide fractions. Arch Dermatol 1994;130:452-456.
11. Fluhr JW, Cavallotti C, Berardesca E. Emollients, moisturizers, and keratolytic agents in psoriasis. Clin Dermatol 2008;26:380-386.
12. 이시형. Psoriasis and skin barrier. 한국피부장벽학회지 2017;19:25-29.

4. 여드름

여드름(acne)의 병인은 다양한 요인이 관여한다. 모낭의 이상각화증, 피지 분비 증가, *Propionibacterium acnes*(*P. acnes*)의 증식과 염증 반응이 중요한 원인이다. 예전의 여드름용 보습제는 과도한 피지 분비를 줄이는데 초점이 맞춰졌으며, 피부 보습 및 장벽 손상을 간과하였다. 그러나 여드름 환자에서 경표피 수분 손실(TEWL)이 증가하며, 피부 장벽 손상이 심할수록 여드름의 중증도가 증가하므로 피부 장벽 이상은 여드름 발생 및 악화와 연관된다. 여드름 환자에서 각질층과 피지의 세라마이드 및 free sphigosine이 정상 피부보다 감소되어 있으므로, 장벽 기능을 강화시키는 치료가 주목을 받고 있다(그림 6-21).

일부의 여드름 환자는 화장품에 의해 피지가 더 많이 분비된다고 간주하였으므로 보습제를 사용하지 않았다. 그러나 적당한 피지 존재는 트리글리세라이드(triglyceride) 분해 산물(글리세린, glycerin)에 의해 수분량을 증가시킨다. 그러나 피지가 과분비되면 오히려 장벽이 손상되어 피부가 건조해지고 민감해진다. 피지가 증가하면 각질층 지질(세라마이드, 콜레스테롤, 콜레스테롤 에스테르, 리놀렌산)의 농도가 희석되어 상대적으로 농도가 감소하는데, 이는

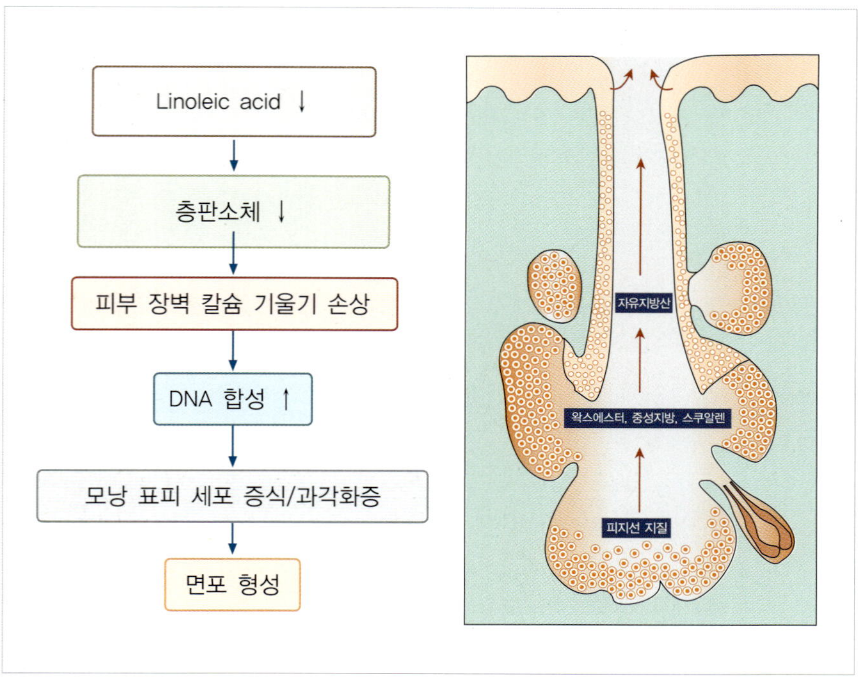

그림 6-21
발생 기전

각질 탈락을 방해하여 과각화증 및 면포를 유도한다. 피지의 주요 성분(올레인산, oleic acid)이 증가하고, 리놀렌산이 감소하면 표피의 칼슘기울기가 변한다. 그러므로 모낭 상피가 과도하게 증식하며, 지방 합성이 증가(피부 건조증 유발/수분 함량 감소)하므로 면포가 형성된다. 각질층 지질 구성에 이상이 나타난다(그림 6-22).

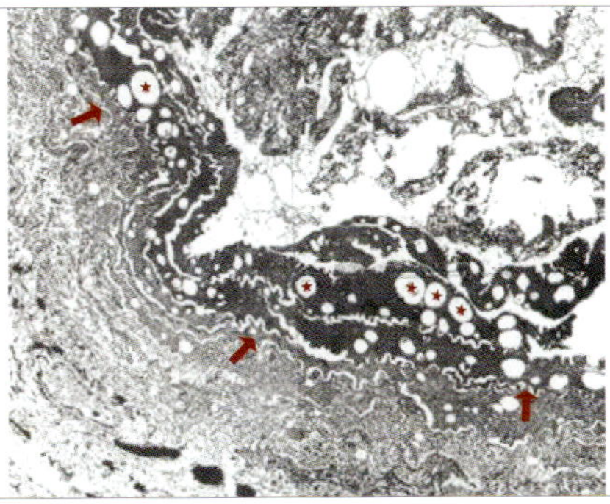

그림 6-22
모낭 각질층의 전자현미경 소견
(지질 소적 */ 두꺼워진 각질 ←)

세라마이드 중에서 긴 지질 사슬을 가진 Cer 1이 감소되어 있으므로 표피의 수분량이 억제되며, 피지 분비는 많지만 건조증을 느끼게 된다. 대표적인 병인에 관여하는 *P.acnes*의 증식은 lipase, chemotactic factor, metalloproteases, porphyrins 등을 분비하여 염증 반응을 유발하고, 자유 라디칼을 생성하므로 모낭벽을 손상시킨다. 피지 성분 중에서 지질 대사 과정의 부산물(squalene peroxide)가 증가하면 염증 반응이 활성화되어 여드름이 악화된다.

여드름은 치료 과정 중에 피부 장벽이 손상되는 경우가 흔하므로 적절한 보습제 사용이 중요하다. 흔히 사용되는 도포제(benzoyl peroxide, tretinoin) 및 경구제(레티노이드)는 경표피 수분 손실(TEWL) 증가와 함께 홍반, 건조, 인설 등의 피부 자극 증상 및 피부 장벽 손상을 유발한다. 화학적 박피술이나 레이저 치료는 일시적이지만 피부 장벽 손상을 유발한다. 그러므로 여드름 치료 중에 적절한 보습제를 선택하여 도포해야 한다.

적절하지 않은 화장품을 사용하면 오히려 여드름이 유발된다. 화장품에 의해 여드름이 생기거나 악화되면 'comedogenic' 혹은 'acnegenic' 이라고 표현한다. 두 용어의 의미는 다소 차이가 있다. 'Comedogenic 제품'은 모공의 입구를 막아 모공 안에 피지와 각질이 축적이 유발된다. 모공 내부에 피지와 각질의 축적은 어느 정도의 시간이 필요하므로 제품 사용 후 수주~수개월이 지난

후에 병변이 나타난다. 대부분 염증이 없는 화이트 헤드(폐쇄성 면포) 또는 블랙 헤드(개방성 면포)가 나타난다. 'Acnegenic 제품'은 모공 입구가 자극을 받아 주변에 염증을 유도한다. 자극에 의해 유발되므로 제품 사용 2~3일 이후에 염증성 병변이 발생하며, 염증이 동반된 붉은 구진이나 농포가 나타난다. 따라서 여드름 환자의 화장품 선택은 매우 신중해야 한다.

여드름 스킨 케어는 1) 과도한 각질과 피지 제거, 2) 표피 지질 보충에 의한 피부 장벽 회복 및 강화, 3) 자극을 최소화하여 모공 입구와 주변의 자극에 의한 'acnegenic' 현상 방지, 4) 본인에게 적합한 성분을 선택하고, 모공을 막는 성분을 피해야 한다('comedogenic' 현상 억제). 여드름의 치료 과정에서 나타나는 피부 건조증, 자극을 최소화하기 위해서 적절한 보습제 선택 및 자외선 차단제가 필수적이다.

1) 목욕 및 세정제

여드름 환자는 피지와 과각화성 각질을 제거하기 위해 클렌징과 각질 제거를 과도하게 시행한다. 피부를 벗겨내기 위한 필링용 세안제(스크럽)는 사용하지 않는 것이 좋다. 과도한 세안과 스크럽은 피부 장벽 기능을 약화시키고, 피부 손상에 의한 회복 과정 방해 뿐만 아니라 염증성 여드름을 악화시킨다. 세안 도중에 각질을 제거하기 위해 피부를 세게 문지르거나 물리적 자극을 피하고, 각질용해제 성분(glycolic acid, salicylic acid 등)이 함유된 foam 세정제를 사용하면 도움이 된다. 계면활성제는 피지 뿐만 아니라 각질층의 지질을 제거하므로 소량 포함된 제품을 사용해야 한다. Starch 등의 성분은 각질과 피지를 흡착하는 기능이 있으므로 도움이 된다. 벤조일 퍼옥사이드(benzoyl peroxide) 성분은 *P.acnes* 증식을 억제하지만, 자극이 있으므로 소량 포함된 제품을 사용하는 것이 좋다. 클로르헥시딘 · 트리클로산 등의 항생제 성분이 포함된 비누는 여드름 균에 효과가 낮으며, 자극제로 작용할 수 있다.

2) 보습제

과거에는 여드름의 주요 원인(과도한 각질, 피지)을 제거하는 것이 여드름 스킨 케어의 목적이었다. 알코올을 포함한 토너 또는 수렴 화장수를 사용하였다. 지질 자체를 나쁜 것으로 생각해 실리콘류(디메치콘, 사이클로메치콘 등)

그림 6-23
농포

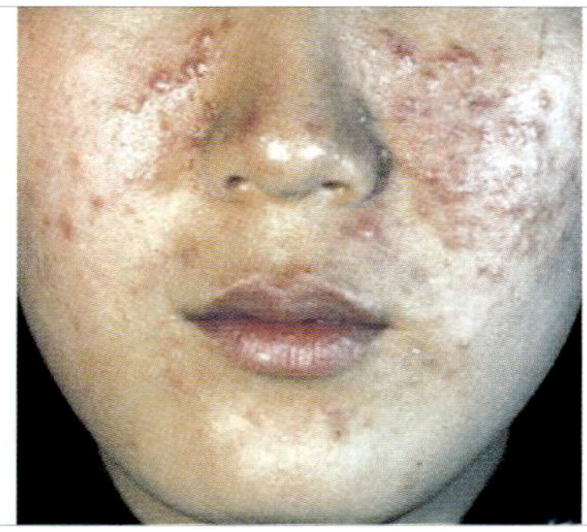

그림 6-24
여드름 흉터

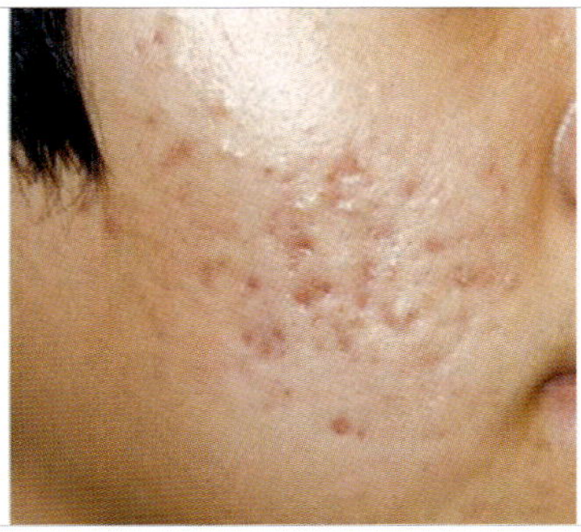

그림 6-25
낭종성 여드름

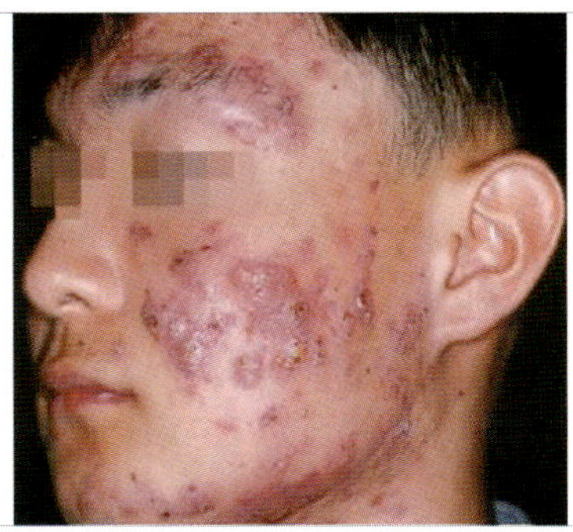

그림 6-26
면포

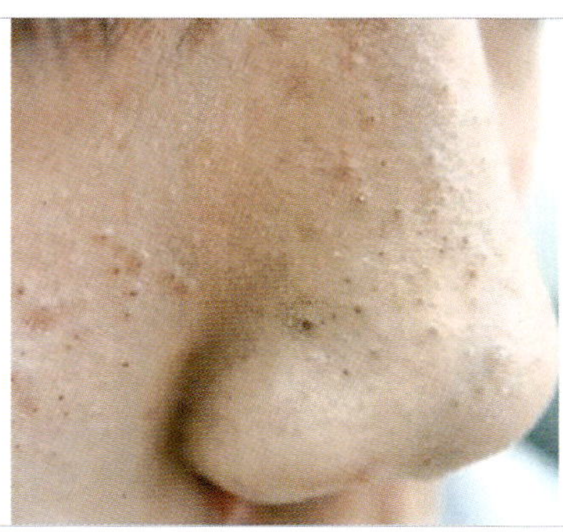

의 오일프리 화장품이 강조되어 왔다. 그러나 여드름은 피부 장벽 손상을 동반한 염증성 질환이므로 피부 장벽의 손상을 최소화하고, 손상된 장벽을 보충하고 강화하는 것이 여드름 스킨 케어의 중요한 목적이다. 과도한 오일 성분을 제거할 경우에 피부 장벽을 손상시키는 피지만 제거하고 장벽을 튼튼하게 하는 지질을 보충하여 균형을 유지해야 한다. 감소된 표피 지질을 보충하기 위해 ceramide를 비롯한 표피 지질 성분과 글리세린 성분이 적절히 포함된 제품 및 starch, silica 성분을 사용하여 과도한 피지를 제거하고 유 · 수분 균형을 맞추어야 한다.

Pseudoceramide-5는 내재적 cermide의 전구체 역할을 하며, 호호바 오일(jojoba oil)은 분자 구조가 천연 피지와 유사하므로 피지의 과생성을 최소화시킨다. 또한 niacinamide는 세라마이드, 표피 지질, 천연 보습 인자(NMF)를 증가시키며, 피지 억제, 항염증 및 항산화 효과를 나타낸다. 유분이 많은 제품을 사용하면 피지와 함께 모공을 막으므로 유분이 적고 수분이 많은 제품을 선택해야 한다. 크림이나 연고 타입보다 젤 또는 로션 타입이 좋다(그림 6-27, 28).

오일 프리 또는 non-comedogenic, non-allergenic 이라고 표시된 화장품을 사

여드름 (장벽 기능)	관점	스킨 케어 타당성	제품/성분
	피부 장벽 손상 최소화	Mild Cleansing	Mild Surfactants
	피부 장벽 강화 (좋은 지질의 보충 및 나쁜 지질 제거)	Proper Moisturization	Ceramide, Glycerin(좋은 지질보충) Starch, Silica(나쁜 지질제거)
	피부 장벽 보호	Effective Sunscreen	Organic(Chemical) Sunscreen Inorganic(Physical) Sunscreen
	염증 완화	Anti-inflammation & Soothing	Allantoin, Panthenol, Bisabolol Niacinamide, Glycyrrhetinic Acid

그림 6-27
피부 장벽 회복 방법

여드름 (4대 원인)	관점	스킨 케어 타당성	제품/성분
	Abnomal Follicular Keratinization	Exfoliation/Peeling	AHA, BHA, PHA, BA, Retinol, Enzyme, Scrub
	Excess Sebum Production	Sebum Removal	Alcohol(Toner)
	Proliferation of *P.Acnes*	Anti-Microbial	Triclosan, Triclocarban, Tea tree Oil
	Inflammation	Anti-Inflammation	Allantoin, Panthenol, Bisabolol Niacinamide, Glycyrrhetinic Acid

그림 6-28
원인에 따른 치료 방법

용하는 것이 좋다. 밀폐제 성분은 피부에 필름을 형성하여 장벽을 보호하지만, 일부의 여드름 환자에서 피지와 더불어 모공을 막을 수 있으므로 주의해야 한다. 그러나 대표적인 밀폐제 성분(petrolatum, mineral oil)은 non-comedogenic, non-allergic한 특성이 있으므로 여드름 환자에서 사용 가능하다. 미네랄 오일은 면포 유발 측면에서 논란이 되고 있으나, 한 연구에 의하면 정제된 미네랄 오일은 면포를 유발하지 않는다고 보고하였다.

실리콘 계열의 dimethicone, cyclomethicone은 무향 · 무취이며, non-comedogenic, non-allergic 특성이 있으므로 오일 프리 제품에 흔히 사용된다. 레티노이드 제제를 비롯한 여드름 치료제는 피부를 민감하게 하므로 자극성 화장품은 피해야 한다. 과도한 각질과 피지를 제거하기 위한 토너 또는 수렴 화장수에 알코올 성분이 대부분 포함되어 있으므로 자극을 유발한다. 색조 화장은 기름을 흡수하는 파우더 타입을 사용해야 하며, 파우더를 압축한 콤팩트는 제조 과정에서 오일이 첨가되므로 피하는 것이 좋다. 립글로스보다 립스틱을 사용해야 한다.(그림 6-27, 28 새하얀 피부과 이창남 제공)

표 6-9
여드름용 화장품

- Moisturizers: aqueous lotion with ceramide, pseudo-ceramide
- Cleansers: BPO or azelaic/salicylic acid, triclosan
- Sebum-controlling agents: nicotinamide, zinc acetate, oils rich in essential fatty acids (borage seed oil, wheat germ oil, grape seed oil), jojoba oil
- Antimicrobial agents: BPO, ethyl lactate, phytosphingosine, bee venom
- Anti-inflammatory agents: salicylic acid, azelaic acid, niacinamide, resveratrol, bisabolol(active compound in chamomile), aloe vera, panthenol, boldine, boldine extract, EGCG(green tea), allantoin, glycyrrhetinic acid
- Corneolytics: retinaldehyde, AHAs(glycolic acid, lactic acid), azelaic acid, salicylic acid, kojic acid
- Exfoliants: creamy scrubs with smooth, round beads(polyethylene, jojoba beads). Harsh, abrasive, or overly drying products can cause increased sebum production & further inflammation
- Broad-spectrum sunscreen: with lower than usual concentration of filters(15%), with higher % of ZnOx, milk thistle-deriverd silybin, caffeine

참고 문헌

1. Yamamoto A, Takenouchi K, Ito M. Impaired water barrier function in acne vulgaris. Arch Dermatol Res 1995;287:214-218.

2. Thiboutot D, Del Rosso JQ. Acne vulgaris and the epidermal barrier: Is acne vulgaris associated with inherent epidermal abnormalities that cause impairment of barrier functions? Do any topical acne therapies alter the structural and/or functional integrity of the epidermal barrier? J Clin Aesthet Dermatol 2013;6:18-24.
3. Laquieze S, Czernielewski J, Rueda MJ. Beneficial effect of a moisturizing cream as adjunctive treatment to oral isotretinoin or topical tretinoin in the management of acne. J Drugs Dermatol 2006;5:985-9900.
4. Chularojanamontri L, Tuchinda P, Kulthanan K, Pongparit K. Moisturizers for acne: What are their constituents? J Clin Aesthet Dermatol 2014;7:36-44.
5. Del Rosso JQ. The role of skin care as an integral component in the management of acne vulgaris: part 1: the importance of cleanser and moisturizer ingredients, design, and product selection. J Clin Aesthet Dermatol 2013;6:19-27.
6. Kurokawa I, Danby FW, Ju Q, et al. New developments in our understanding of acne pathogenesis and treatment. Exp Dermatol 2009;18:821-832.
7. Beylot C, Auffret N, Poli F, et al. Propionibacterium acnes: an update on its role in the pathogenesis of acne. J Eur Acad Dermatol Venereol 2014;28:271-278.
8. Fakhouri T, Yentzer BA, Feldman SR. Advancement in benzoyl peroxide-based acne treatment: methods to increase both efficacy and tolerability. J Drugs Dermatol 2009;8:657-661.
9. Nighland M, Grossman R. Tretinoin microsphere gel in facial acne vulgaris: a meta-analysis. J Drugs Dermatol 2008;7(S):2-8.
10. Proksch E. Protection against dryness of facial skin: a rational approach. Skin Pharmacol Physiol 2009;22:3-7.

4. 주사

주사(Rosacea)는 안면부(특히 코와 뺨)을 침범하는 만성 · 염증성 질환이며, 지속적인 홍반 · 모세혈관확장 · 재발성 구진과 농포가 특징이다. 임상적으로 홍반 · 모세혈관확장형(erythematotelangiectatic type, ETR), 구진농포형(papulopustular type,PPR), 비류형(phymatous type), 안구형(ocular type)의 4가지 아형이 있다(표 6-10), (그림 6-29, 30, 31, 32).

병인은 신경혈관 조절 기능 및 선천 면역계 이상, Demodex 과증식, 비만세포 등이 관여한다. 햇빛 노출, 열, 정신적 스트레스 등의 자극에 의해 TLR(Toll-like receptor) 2 및 serine protease[Kallikrein 5(SCTE)]가 증가한다. 이후에 cathelicidin이 활성화되고, LL-37이 증가하면 모세혈관이 확장되고 혈관이 생성되며, 염증 반응이 증가한다. 정상 피부에서 관찰되는 Demodex와 *Staphylococcus epidermidis*가 증식되어 TLR2 발현이 활성화된다. Substance P, CGRP 등의 신경 전달 물질은 transient receptor potential과 연관되며, 혈

표 6-10
주사의 구분

아형	임상 양상
유형 1. 홍반모세혈관확장형 (Erythematotelangiectatic)	간헐적 또는 지속적인 얼굴 중심부의 홍반 모세혈관확장증
유형 2. 구진농포형 (Papulopustular)	지속적인 얼굴 중심부의 홍반 얼굴 중심부의 구진 및 농포
유형 3. 비류형 (Phymatous)	두꺼워진 피부 얼굴 표면의 불규칙적인 소결절
유형 3. 안구형 (Ocular)	안구의 이물감, 작열감, 건조증, 소양증 안구의 광민감성, 공막 등의 모세혈관확장증 시야 흐려짐, 안구 주위 부종

그림 6-29
안구형 주사

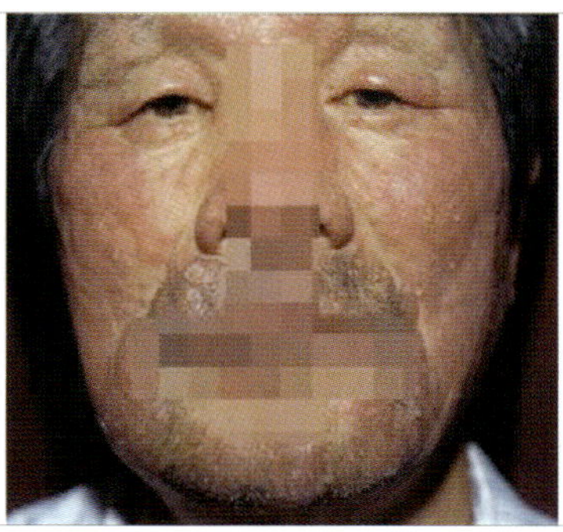

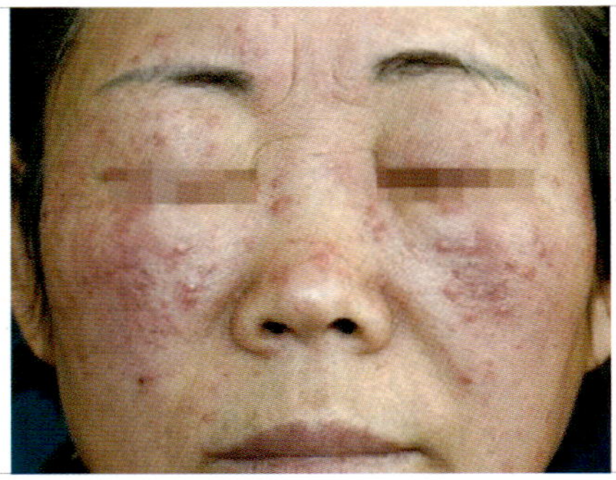

그림 6-30
구진농포형 주사

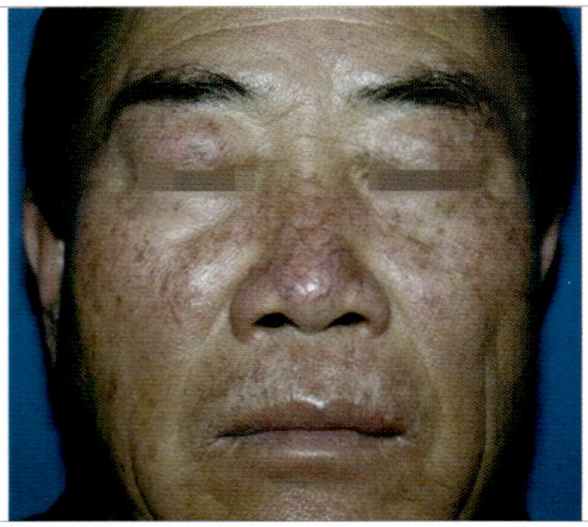

그림 6-31
홍반모세혈관확장형 주사

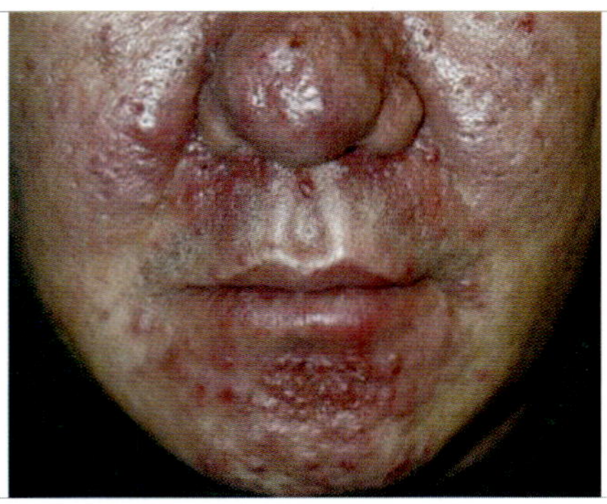

그림 6-32
비류형 주사

관 확장에 관여한다. 주사에서 피부 장벽 기능이 약화되어 있다. ETR 환자는 정상 피부에 비해 경표피 수분 손실(TEWL)이 증가하며, 수분량이 감소되어 있다. 주사 피부에서 장벽 기능 이상은 다양한 과정이 관여한다. 자극에 의해 증가된 serine protease가 지속적으로 활성화되면 표피의 지질 합성 효소와 각질교소체 단백질이 분해되어 장벽 기능에 이상이 발생한다. 각질형성세포에서 PAR-2가 활성화되면 과립층에서 층판소체의 분비가 억제되어 손상된 장벽 회복이 지연된다(그림 6-33).

피지 분비가 증가되지 않지만, 구진농포형 주사 환자의 표피 지질 중에서 긴 사슬 지방산(long chain fatty acids)과 매우 긴 사슬 지방산(very long chain fatty acids)이 감소하며, 각질층의 지질 구성에 이상이 존재한다. 손상된 피부 장벽에 의해 외부의 자극 물질이 쉽게 피부 내로 흡수되며, 진피의 신경 말단을 자극하므로 혈관 확장과 홍조가 유발된다.

주사의 악화 요인은 햇빛 노출, 열, 정신적 스트레스, 운동, 술, 외부 자극, 바람, 카페인, 화장품, 스테로이드, 고혈압 치료제, nicotinic acid, 고용량의 비타민 B6 · B12 등이 있다. 화장품은 주사의 악화 요인이므로 자극이 없으면서 피부 장벽을 회복시키는 보습제를 사용해야 한다.

그림 6-33
발생 기전

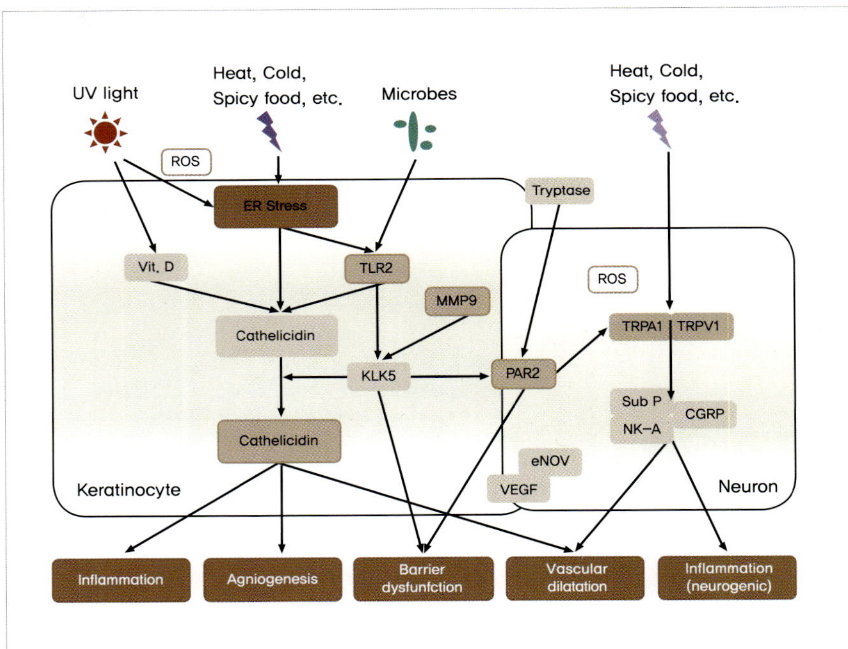

1) 목욕 및 세정제

세안 과정에서 자극을 최소화하는 것이 가장 중요하다. 세정제는 저자극성,

저알레르기성, 약산성 pH의 세정제를 사용해야 한다. 뜨거운 물보다 미지근한 물을 이용해 피부를 세게 문지르지 말고 톡톡 두드리듯 세안을 하고, 세안 이후에 물기는 두드려 닦는 것이 좋다. 여성은 색조 화장을 지우기 위해 오일이나 크림 타입을 비롯해 여러 형태의 세정제를 사용하는 경우가 흔하다. 본인에게 적합한 단일 제품으로 세안해야 한다.
계면활성제 성분 중에서 sodium lauryl sulfate는 피부 자극성이 없도록 개발되었지만, 자체의 물리화학적 특성 혹은 이차적인 변성 기전(oxidation)을 통해 잠재적인 자극성 물질(peroxide, aldehyde)로 작용할수 있으므로 피하는 것이 좋다. 구진농포성 주사 환자에서 polyhydroxy acid 성분을 함유한 클렌저와 보습제를 azelaic acid와 함께 사용하면 도움이 된다는 연구 결과가 보고되었다. 세안 후에 즉시 보습제를 이용하여 피부 건조를 막아야 한다.

2) 보습제

화장품이 자극 및 악화 요인으로 작용해 증상을 악화시킬 수 있으므로 보습제 선택시 주의해야 한다. 피부 장벽에 도움이 되는 일부 성분은 주사 환자가 사용하면 자극에 의해 장벽 회복이 지연된다. 밀폐제 중에서 대표적인 성분(petrolatum)은 일부의 주사 환자에서 피부 장벽 회복을 지연시킬수 있다. 습윤제에 해당하는 propylene glycol은 피부 자극을 거의 일으키지 않는 성분이지만, 민감성 피부는 2%의 저농도에서 피부염을 유발한다. 각질용해제의 AHA 성분은 따가움과 자극감을 일으킨다. Lanolin은 알레르기 혹은 자극 반응을 일으킬 수 있으므로 주의를 요한다. 주사 환자에서 acetone, alcohol, menthol, para-aminobenzoic aicd(PABA) 성분은 신경 자극을 증가시켜 증상이 악화될 수 있으므로 피해야 한다.
주사 환자에서 긴 사슬을 갖는 지방산이 감소하므로 각질층 지질에 문제가 있다. 이를 보충하기 위해 세라마이드, 콜레스테롤, 자유 지방산을 포함한 보습제를 사용하면 피부 장벽 기능을 강화하고, 증상을 완화시킨다. 세라마이드, 자유 지방산, 콜레스테롤이 일정 비율로 함유된 생리적 지질 혼합물(physiological lipid mixture) 혹은 세라마이드의 함량이 높고 콜레스테롤과 자유 지방산을 혼합한 보습제(ceramide dominant physiologic lipid-base mixture)를 사용하면 도움이 된다. 보습제에 의해 피부 장벽이 강화되면 피부 민감도 및 홍반이 감소하므로 증상 완화에 도움이 된다. 자외선 차단제는 자외선에 의한 vitamin D 생성–Cathelicidin LL–37 증가 및 ER 스트레스–Cathelicidin LL–37 증가를 억제한다. 모낭충 치료, 경구 및 도포제는 serine proteases 활성을 차단한다.

3) 화장품/화장술

홍반모세혈관확장증 및 구진농포성 병변은 화장품에 대한 적응증이 낮으므로 화장품 사용 후에 많은 환자(75%)에서 따끔거리는 자각 증상이 나타난다. 그러므로 astringent, toner, menthol, camphor, sodium lauryl sulfate가 함유된 제품을 피해야 한다. 세안제는 자극이 없는 비누를 사용해야 한다.

표 6–11
주사 환자의 화장술

YES	NO
매트 피니쉬 파우더 사용	크림, 액상 및 향수가 포함된 화장품
새 화장품 구입	옛날 화장품 사용
탄듯한 또는 복숭아 칼라의 엷은 황토색의 아이섀도	푸른색, 자주색, 초록색, 분홍색 등의 진한 아이섀도
국소 도포제 도포 및 자외선 차단제 사용	10개 이상의 성분이 함유된 화장품
	Formaldehyde, propylene glycol, alcohol, toners, palmitic acid, oleic acid가 포함된 제품 피하기
브러쉬 사용	스폰지나 손가락으로 바르기 부종이 없어도 크림으로 마사지 시행 화학 박피술
파우더 크림 형태의 매트한 파운데이션 사용	Mica를 포함하는 펄 화장품 사용
수용성 마스카라 사용	매니큐어 사용
펜슬 타입의 아이라이너 사용	

표 6–12
자외선 차단제/화장품 사용법

- 'Soup free' cleanser 사용
- UVA/UVB를 차단하는 자외선 사용(titanium oxide, zinc oxide 함유)
- Silicone(dimethicone, cyclomethicone)이 함유된 화장품 사용
- 쉽게 퍼지는 파우더와 함께 파운데이션 제품 사용
- Green–tinted make up 제품의 사용은 부가적인 효과가 있음
- Sodium lauryl sulfate가 함유된 제품은 사용 금지(astringent, toner, menthol, camphor)
- 제거가 어려운 방수용 화장품, 파운데이션은 피할 것

성분	효능
Niacinamide	Barrier improvement/protection
Colloidal oatmeal	
Hydroxypropyl chitosan	
Licochalcone A	Anti-inflammatory
Feverfew	
Quassia amara	
Vitamin C	Anti-oxidants
Coffeeberry	
Ginko biloba	

표 6-13
도포용 성분의 효능

참고 문헌

1. Wilkin J, Dahl M, Detmar M, et al. Standard classification of rosacea: Report of the National Rosacea Society Expert Committee on the classification and staging of rosacea. J Am Acad Dermatol 2002;46:584-587.
2. Melnik BC. Endoplasmic reticulum stress: key promoter of rosacea pathogenesis. Exp Dermatol 2014;23:868-873.
3. Yamasaki K, Di Nardo A, Bardan A, et al. Increased serine protease activity and cathelicidin promotes skin inflammation in rosacea. Nat Med 2007;13:975-980.
4. Meyer-Hoffert U, Schröder JM. Epidermal proteases in the pathogenesis of rosacea. J Investig Dermatol Symp Proc 2011;15:16-23.
5. Zheng Y, Niyonsaba F, Ushio H, et al. Cathelicidin LL-37 induces the generation of reactive oxygen species and release of human alpha-defensins from neutrophils. Br J Dermatol 2007;157:1124-1131.
6. Dirschka T, Tronnier H, Fölster-Holst R. Epithelial barrier function and atopic diathesis in rosacea and perioral dermatitis. Br J Dermatol 2004;150:1136-1141.
7. Ní Raghallaigh S, Bender K, Lacey N, Brennan L, Powell FC. The fatty acid profile of the skin surface lipid layer in papulopustular rosacea. Br J Dermatol 2012;166:279-287.
8. Steinhoff M, Buddenkotte J, Aubert J, et al. Clinical, cellular, and molecular aspects in the pathophysiology of rosacea. J Investig Dermatol Symp Proc 2011;15:2-11.
9. Steinhoff M, Schauber J, Leyden JJ. New insights into rosacea pathophysiology: a review of recent findings. J Am Acad Dermatol 2013;69(S):15-26.
10. Levin J, Miller R. A guide to the ingredients and potential benefits of over-the-counter cleansers and moisturizers for rosacea patients. J Clin Aesthet Dermatol 2011;4:31-49.
11. Muto Y, Wang Z, Vanderberghe M, Two A, Gallo RL, Di Nardo A. Mast cells are key media-

tors of cathelicidin-initiated skin inflammation in rosacea. J Invest Dermatol 2014;134:2728-2736.
12. Crawford GH, Pelle MT, James WD. Rosacea: I. Etiology, pathogenesis, and subtype classification. J Am Acad Dermatol 2004;51:327-341.
13. Del Rosso JQ. The use of moisturizers as an integral component of topical therapy for rosacea: clinical results based on the assessment of skin characteristics study. Cutis 2009;84:72-76.

국문 찾아보기

영문 찾아보기

[R]

[S]

[T]

[U]

[V]

[W]

[X]

[기호]